大国食养系列丛书

何清湖　逯明福　张　晔◎主编

大国食养
健康由我的生命智慧

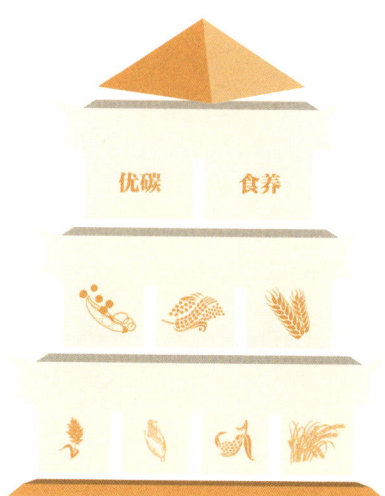

人民日报出版社　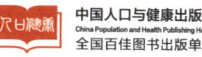　中国人口与健康出版社　全国百佳图书出版单位

图书在版编目（CIP）数据

大国食养：健康由我的生命智慧 / 何清湖，逯明福，张晔主编. -- 北京：人民日报出版社：中国人口与健康出版社，2024.12. -- ISBN 978-7-5115-8623-0

Ⅰ.R247.1

中国国家版本馆 CIP 数据核字第 202413UT33 号

书　　名：	**大国食养：健康由我的生命智慧**
	DAGUO SHIYANG：
	JIANKANG YOUWO DE SHENGMING ZHIHUI
作　　者：	何清湖　逯明福　张　晔
责任编辑：	程文静　杨晨叶
特邀编辑：	王建昌
装帧设计：	元泰书装
出版发行：	人民日报出版社
社　　址：	北京金台西路 2 号
邮政编码：	100733
发行热线：	（010）65369509　65369512　65363531　65363528
邮购热线：	（010）65369530
编辑热线：	（010）65363530
网　　址：	www.peopledailypress.com
经　　销：	新华书店
印　　刷：	大厂回族自治县彩虹印刷有限公司
法律顾问：	北京科宇律师事务所 010-83622312
开　　本：	710mm×1000mm　1/16
字　　数：	225 千字
印　　张：	14.5
版　　次：	2025 年 6 月第 1 版
印　　次：	2025 年 7 月第 2 次印刷
书　　号：	ISBN 978-7-5115-8623-0
定　　价：	68.00 元

编委会名单

主　　编：何清湖　逯明福　张　晔
副主编：胡宗仁　贺培凤　邱小益　周俊亮　李小峰
编委会成员：

孙贵香	刘朝圣	傅馨莹	余　娜	胡以仁	张冀东
刘子毓	陈　洪	魏一苇	刘露梅	钟子轩	吕海侠
曾　文	吕彩莲	阳大庆	黎志清	骆　敏	阳吉长
陈山泉	张　斐	张媛婷	王丽萍	刘建新	沈敬国
黄金花	王俊花	雷　旺	梅西云	刘子俞	刘　辉
吉金山	李　阳	邵晋康	刘明月	孙光付	尤春暖
虞海容	张丽华	周嘉琦	许云飞		

序 一

健康是人的基本权利。

20世纪末，世界卫生组织在《迎接21世纪的挑战》报告中指出，21世纪的医学，不应该继续以疾病为主要研究领域，应当以人类的健康作为医学的主要研究方向。无论是"健康世界"，还是"健康中国"，理念均一以贯之，高度契合。中医认为："体壮曰健，心怡曰康。"健康是人们追求生活品质的载体，健康素养也是民族文明的标志。当前，我们提倡"主动健康"，而养生保健治未病等中医思想和理念，便是实现"主动健康"的基础。

主动健康的核心是以人为本，我总结为"一个根本，三个关键"，即根本在于"精、气、神"，三个关键是"饮食、起居、情志"，其中，"饮食"排在首位。"民以食为天，食以养为先。"自古以来，饮食在国人生活中占据举足轻重的地位，它关乎人们的基本生存，是维系生命、维护健康的基础。

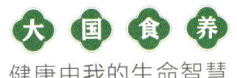

健康由我的生命智慧

　　中国传统医学源远流长，博大精深，其中"药食同源"理念一直贯穿始终。从《黄帝内经》到《伤寒杂病论》，自《备急千金要方》至《本草纲目》，诸多典籍著作皆蕴含丰富的食养食疗智慧，它们将食物性味、功效同人体脏腑经络、阴阳气血紧密联结，在长期实践中不断总结、深化饮食养生知识体系，也为食养文化繁荣发展奠定了坚实基础，为人们的日常饮食提供了基本遵循与科学指导。

　　当前，我国已步入中度老龄化社会，且这一趋势仍在不断加剧，加之慢性病的发病率逐渐上升，这些问题都成了经济社会快速发展的掣肘因素。正是在这样的社会背景下，食养的重要性日益凸显，其在慢性病防治过程中具有重要的辅助保健作用。

　　从国家战略的高度审视，食养不仅是提升国民健康素养的关键一环，也和推进"健康中国"目标实现息息相关。与此同时，近年来，国外营养学界也日益关注食养在健康管理中的作用。现代营养学通过科学探索，深入剖析食物成分与健康之间的内在关系，为食养实践提供了翔实的科学支撑。例如，对低脂低糖、膳食纤维预防心血管疾病、抗氧化物质延缓衰老的研究，与中国传统的食养理念不谋而合，体现了不同文化对健康追求的殊途同归。

　　中医养生智慧在食养领域展现着非凡魅力与文化内涵。它超越了单纯对食物营养价值的认知范畴，不但强调因时因地因人而制宜，更巧妙融合了哲学思辨、美学理念与生活智慧。中国传统饮食文化注重"色香味形"俱全，讲究食材的搭配与烹饪方式，这背后深藏着对美好生活的向往与对健康状态的重视。这样的智慧，促使人们在日常每一餐、每一次饮食选择中，都能润物无声地融入食养精髓，使健康素养成为生活习惯，成就一种自觉而时尚的生活方式。

食养的核心，无关繁复操作或昂贵食材，而在于培养健康的饮食观念与习惯。对老百姓而言，食养并非遥不可及的高深理论与抽象概念，而是实实在在可以融入日常生活的实践。从精心规划一日三餐，到精选食材与合理烹饪，每一个细节都彰显着健康理念，也是维护健康的关键所在。

《大国食养》将中国传统的食养文化与现代科学理论相融合，深入浅出地阐述了食养的核心价值与实践指南。通过一系列简单易行的饮食建议，让读者在快节奏的生活中找到通往健康的捷径，有望达成"主动健康"的生活愿景。我希望，广大读者能通过阅读此书，汲取其中智慧，将食养理念融入日常生活，为自己和家人的健康护航，携手迈向健康生活。

希望政府有关部门和社会各界共同努力，从政策扶持、科研投入、市场规范等多方面入手，推动食养产业的科学快速可持续发展，让食养理念深入人心，并惠及每一个家庭、每一个人，从而提高人们的生活品质和健康素养。

张伯礼

国医大师

中国工程院院士

中国中医科学院名誉院长

天津中医药大学名誉校长

2025年仲春于天津静海团泊湖畔

序 二

人民健康，乃社会文明进步之基，是民族昌盛、国家富强之重要标识，也是广大民众之共同追求。贯彻"健康中国"建设"共建共享、全民健康"战略主题，增强民众健康意识和自我保健能力迫在眉睫，需全力推动全生命周期健康管理，达成人人参与、人人尽力、人人享有的良好局面。诚如古语云："安身之本，必资于食。"合理膳食，作为健康四大基石之一，其重要性不言而喻。《"健康中国2030"规划纲要》明确提出，要积极引导合理膳食，大力推进健康饮食文化建设，到2030年显著提升居民营养知识素养。

何清湖教授率领的中医食养研究团队的新著《大国食养》一书，深植于中华优秀传统文化，尤其是中医药文化中的饮食养生智慧，并结合优碳食养这一现代创新理念和研究实践成果。它面向不同人群，积极普及"主动健康"理念，大力推行健康膳食方法，让古老的东方食养智慧重焕生机，是对古今传承、中西融合健康之道的积极探索。

《大国食养》积极回应了当前健康管理的热点与痛点问题，对改善我国居民营养不足与过剩并存的现状，具有重要现实意义。在快节奏、高压力的现代生活环境中，传统饮食文化里"五谷为养，五果为助，五畜为益，五菜为充"的平衡膳食观，遭受着快餐文化的猛烈冲击。现代人由此陷入"营养过剩"与"隐性饥饿"并存的失衡困境，因饮食风险因素引发的疾病负担大幅增加。我国成年居民超重率超过50%，高血压、糖尿病、癌症等慢性病患病率逐年攀升。在此情形下，重构科学饮食秩序，重塑健康饮食文化，已成为"健康中国"建设亟待攻克的关键课题。本书旨在以饮食为"小切口"，着力解决健康"大问题"。针对各年龄段及不同健康状况人群，确立科学精准的食养指导，提供量身定制的食养方案，普及全面健康的生活理念，对有效预防和控制慢性病危险因素，推动全人群全生命周期健康管理，将发挥积极且重要的作用。

《大国食养》体现了古为今用的理论发展和中西融合的实践创新，对加速中华优秀传统饮食文化的创造性转化和创新性发展，具有重要借鉴意义。中医药学的饮食养生文化源远流长，早在《黄帝内经》时代，便确立了饮食有节、寒温适度、合理搭配、谨和五味等基本膳食原则。药食同源文化更是具备深厚理论根基和丰富实践经验，为当代健康饮食之道的探索，提供了民族原创性的资源宝库。同时，合理膳食也离不开现代医学、现代营养学等科学理论和创新方法的指引。引领健康与可持续发展的现代饮食革命，为传统饮食养生文化的传承、创新与发展注入动力，指明方向。面对现代社会日益复杂的健康问题，基于现在人们越发多元的饮食需求，唯有坚持"古为今用、洋为中用"，将传统中医食养、西

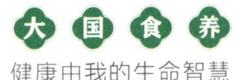

健康由我的生命智慧

方营养学和现代健康管理手段有机融合,方能探究出契合现在人们生产生活方式的健康饮食之道。《大国食养》秉持开放包容的态度,兼收并蓄东方食疗与西方营养学之长,将中医"阴阳平衡""整体观念""体质养生""药食同源"等思想理论,有机融入优碳食养的现代健康饮食理念和方法之中,实现传统智慧与现代科学的双向赋能。这一创举体现了东西方在追求健康核心命题上"中和"与"平衡"的殊途同归,彰显了中医药文化自信在新时代开放包容、交流互鉴、善于传承、勇于创新的时代风貌。

《大国食养》高度重视健康教育的普及与健康文化的建设,对构建以食养为核心,全方位、多层次的健康促进体系,具有引领价值。中医养生向来是中国人的一种生活方式,加大中医养生智慧融入新生活的力度,是发挥治未病优势、促进全民健康的重要举措。立足中医药健康养生文化的创造性转化与创新性发展,传播科学、健康的生活理念,引导人们在日常生活中运用中医理念、知识和技术,培育"日用而不觉"的中华文明健康生活方式,方能更好地满足人民群众对健康美好生活的向往。《大国食养》将践行食养之道与提升健康素养紧密相连,不仅专注于传播优碳食养的创新理念、实践成果和个性化指南,还致力于普及全面健康管理理念,推广饮食、起居、运动、情志全面优化的健康管理方式,真正将"用生活方式照顾人体本能"的原则贯穿于日常生活的各个环节,有利于切实提升广大民众成为"自己健康的第一责任人"的素养和能力。

衷心期望并坚信,《大国食养》能借助现代科技创新,充分展现中医药健康养生文化的时代魅力,进一步弘扬中华优秀饮食养生文化。它将为满足人民群众多层次、多样化的健康需求提供有力支撑,为"健康中国"建设夯实全民健康素养基石,在新时代健康事业发展征程中留下浓墨重彩的一笔。

鉴于《大国食养》印证了新时代新征程上中医药事业发展的新步伐，爰为之序。

孙光荣

国医大师

中国中医科学院学部委员

2025年3月5日于西安

序 三

在我国乃至全球范围内，代谢类慢性病，尤其是肥胖和高血压、高血糖、高血脂、高尿酸"四高"问题，已成为威胁人们健康的重大挑战。面对这一严峻形势，《大国食养》一书以其独特的视角和深厚的文化底蕴，为我们提供了一条结合中国传统智慧解决现代健康问题的创新路径。

毛主席教导我们说："中国医药学是一个伟大的宝库，应当努力发掘，加以提高。"我是学中医的，已做了66年的中医人，这66年来，我深刻地感受到，植根于中国传统文化的中医药学，它凝聚着几千年来深邃的哲理和中华民族几千年的健康养生理念与实践经验。当代的屠呦呦、陈竺等著名医药学家，都从中医药学中获得研究灵感，而"食养"也正是脱胎于中医药健康养生智慧。

现代科学的研究也提醒我们，饮食方式的选择不仅仅是个人偏好，更是生活方式的重要组成部分；饮食不仅关乎身体的营养，还关系心灵的平和。"食养"的关键在于对食材的理解与利用，实际上很多食物本身就是良药，正所谓"药食同源"，此之谓也。

所以，我很赞同"以厨房代替药房，以食品代替药品"这句话。"药王"孙思邈说过，"夫为医者，当须先洞晓病源，知其所犯，以食治之，食疗不愈，然后命药"。我在临床上也常常给慢性病患者开药膳进行治疗，比如，常用杞精膏、红宝白玉粥等治疗慢性肝炎、肝硬化，以食疗护肝治病，徐徐图之，是其他疗法所不及的。我知道一些地区的中医院也在尝试将膳食写入处方，据患者体质辨识，介入膳食指导辅助治疗，受到患者的欢迎。

从传统中医的角度来看，人秉天地之气而生，也需要借天地之气而养，这也就是《黄帝内经》中说的"五谷为养，五果为助，五畜为益，五菜为充"，用现代语言来说，就是人们吸收动植物中的营养元素为自己所用，这些营养元素在身体中分别起到不同作用。营养元素也可以叫作生命元素，生命元素参与人体生长发育和代谢等过程，尤其是生命元素中的微量元素，对人体健康起到关键性的影响，一旦失衡就会造成各种健康问题，而代谢类慢性病主要就是因生命元素失衡造成的。导致这种失衡的原因很多，其中现代化农业生产方式的影响不可忽视！农业现代化带来全球普遍的土壤贫瘠，导致植物性食物中微量元素普遍减少，进而导致动物性食物中微量元素也普遍减少。食物质量下降，使单纯依靠饮食解决普遍的微量元素失衡问题变得十分困难，饮食加营养正在成为一个既有效又易行的新选项。

新时代有新时代的方法，无论是做科学还是做文化，都要能够"仰古尚新、与时俱进、中西兼容"。本书的可贵之处也体现在食养的时代性和包容性，紧紧围绕时代问题，广泛地在理念上和技术上融汇东西。中华文化传承至今，也离不开其顺应时代和包

容融合的特质，期待有中国特色的"食养文化"不仅能够服务华夏民族，更能走向世界，服务全人类。

我常常提醒自己的一句话是"修身淑世"，就是说我们首先要修养自己，然后才能对人类做一些有益的事情，用现在的话说，就是全心全意"为人民服务"。本书的几位主编给我的印象正是如此，他（她）们不仅仅是科学研究者，更是令人敬佩的健康生活方式的实践者和布道者。通过他们，又影响了成千上万的人成为实践者，认真落实了习近平总书记"以人民为中心，以健康为根本"的健康观。

《大国食养》这本书不仅是一部关于饮食健康的指南，更是一场中华文化智慧与现代科学精神的深度对话。它提醒我们，真正的健康并非遥不可及，而是寓于日常饮食的点滴之中，只要我们愿意倾听身体的声音，遵循自然的法则，用智慧去选择、去实践，就一定能够走出代谢类慢性病的阴霾，迎接一个更加健康、和谐的美好未来。

我也希望本书能够激发更多人对中国传统食养文化的兴趣，践行新时代的优碳食养理念，共同推动健康中国、健康世界的建设，用中国智慧解决世界难题！

王世民

国医大师

中国中医科学院学部委员

2025年1月5日于太原

前　言

在科技和物质迅速发展的当下，我们面临着前所未有的健康挑战，慢性病高发，亚健康普遍，肥胖人群遍布各个年龄段。这让我们不禁反思：在追求健康长寿的过程中，我们是否离目标越来越远？在追求美食美味的过程中，我们是否背离了健康的初衷？

中华文明五千年，孕育了灿烂的饮食文化，更蕴藏着深邃的生命智慧。从"药食同源"到"食疗养生"，从"五谷为养"到"五味调和"，我们的祖先早已将饮食与健康紧密相连，形成了独具特色的"食养之道"。

《大国食养》其深意不仅在于传承文化，更在于唤醒一种健康自觉——饮食是每个人日常的"健康养护行为"，而全民健康素养的提升，正是民族强盛的根基。本书基于对传统饮食文化的深入挖掘和现代营养科学的精准解读，旨在为读者呈现

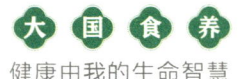

健康由我的生命智慧

一套科学、实用、易行的健康饮食方案。

本书不仅追溯了中华食养的历史传统，而且展现了传统食养和当代营养科学的碰撞火花，更将优碳食养这一先进理念纳入实践框架；不仅提出"治标、正本、清源"三位一体的健康理念，还提供了一张易理解、易操作的行动清单。从"厨房即药房"的日常实践，到"不同人群、不同年龄阶段"的食养指导方案，其中的"优碳食养短长期方案"和"红绿灯食物表"等落地实操内容的系统呈现，体现了"知行合一"的实践智慧，切实地为肥胖和"四高"人群的自我健康管理提供了科学落地的解决方案。正如"药王"孙思邈所言："夫为医者，当须先洞晓病源，知其所犯，以食治之，食疗不愈，然后命药。"

本书既是一部科学严谨的健康食养指南，又是一场关于健康智慧和生命哲学的深刻对话，还是一本传递生命智慧的文化读本，书中凝聚了医学界和健康界多位同人的宝贵经验和智慧，内容科学严谨，通俗易懂，实用性强，贴近读者日常生活。本书适合那些关注自身和家人健康的读者，也适合从事代谢类慢性病治疗的医疗从业者以及健康管理师等专业人士。

我们深知，预防和解决现代生活方式病是一场持久战，但正如《黄帝内经》中"四气调神大论"所云，"是故圣人不治已病，治未病；不治已乱，治未乱，此之谓也"，唯有让食养文化回归生活，让科学理念深入人心，方能真正实现"以食愈疾，以养强国"的愿景。

编者

目 录

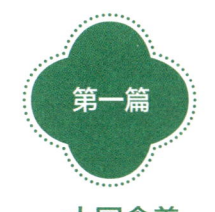

第一篇

大国食养
跨越时空的健康智慧

第一章 食养探秘，中华文明的食养历史 ……… **003**
1. 大国健康，食养为本 ……………………… 004
2. 饮食变迁，探寻中华食养进化史 ………… 007
3. 东西交融，食养与营养学的碰撞 ………… 010
4. 国民营养现状，缺乏与过剩并存 ………… 014
5. 代谢病来袭，全民健康公敌 ……………… 017

第二章 大国食养，全民健康的智慧选择 ……… **021**
1. 全民健康，食养为先 ……………………… 022
2. 食品安全，食养之基 ……………………… 025
3. 懂食养的家庭更健康 ……………………… 028
4. 学生健康，食养助力 ……………………… 030
5. 吃出"精、气、神" ……………………… 032
6. 食物里的"快乐小秘密" ………………… 035
7. 喝出健康，品一壶养生茶 ………………… 038

第三章 新时代、新食养、新健康 …………… **040**
1. 环境变化带来的食养新挑战 ……………… 041
2. 如何提升健康食养能力 …………………… 044
3. 实践出真知，适合的才是最好的 ………… 047
4. 站在巨人肩膀上，新理念带来新体验 …… 049
5. 厨房即药房，学会吃饭更重要 …………… 052
6. AI食养，未来的方向 ……………………… 055
7. 加快推进新食养，造福国民新健康 ……… 058

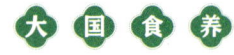

第二篇 优碳生活 引领健康的时代风尚

第一章 认识优碳，未来的大国食养之道 ………… 063
1. 正本清源，优碳是科学食养的解决方案 … 064
2. 回溯历史，探索优碳食养的"前世今生" … 074
3. 优碳食养，贵在坚持 …………………… 079
4. 优碳食养的多样场景 …………………… 091

第二章 优碳食养，带你享受健康生活 ………… 103
1. 瘦身新招：减脂增肌，轻松拥有好身材 … 104
2. "四高"克星：助你逆转"胰岛素抵抗" … 106
3. 焕新计划：由内到外，健康大升级 …… 109
4. 安全保障：健康美丽两手抓 …………… 113
5. 深度优化：让健康更上一层楼 ………… 116
6. 有继承有发扬，踏出优碳新步伐 ……… 118

第三章 优碳指南，为各类人群量身定制 ………… 123
1. 九种体质，优碳食养各相异 …………… 123
2. 成人肥胖，优碳方案巧破局 …………… 131
3. 孩子胖了，优碳食养助力健康成长 …… 135
4. "三高"人群，优碳食养全程护航 …… 138
5. 迎战"第四高"，优碳食养筑牢防火墙 … 141
6. 慢性肾病，优碳食养可尝试 …………… 144
7. 孕前和孕期，优碳食养添安心 ………… 147
8. 产后恢复，优碳食养助力元气回归 …… 150
9. 银发养生，优碳食养相伴岁月静好 …… 152
10. 运动达人，优碳食养增活力 …………… 154

目 录

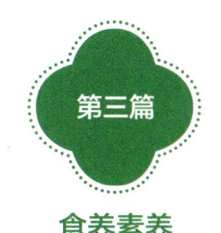

第三篇

食养素养
健康生活的全面升华

第一章 从点到面,全面优化生活方式 …… **159**
1. 提升健康素养,拥抱健康生活 …… 160
2. 平衡心态,乐观积极更健康 …… 163
3. 食养与运动,双管齐下效果佳 …… 167
4. 充足睡眠,睡得好身体才会好 …… 171
5. 自觉自律,远离不良生活习惯 …… 173
6. 善用他律,弥补自律 …… 175

第二章 从浅到深,树立科学的健康观念 …… **177**
1. 知行合一,深刻的知带来笃定的行 …… 178
2. 健康由我,优碳生活在行动 …… 179
3. 预防为主,解决健康隐患 …… 181
4. 三分治七分养,治养结合更科学 …… 183
5. 膳食与营养,完美融合助健康 …… 185

附 录

建言献策
专家学者的时代展望

药食同源是朝阳产业
大力传承和有效监管齐头并进 …… 191

用中医"食养智慧"应对当代慢性病的防治 …… 193

用"食养"把传统中医的精髓
传播到老百姓中去 …… 196

"合则安"原则下的食养思想 …… 198

九种体质下的国人食养观 …… 200

营养是疾病治疗的基础
营养在一线治疗有着明显优势 …… 205

第一篇

大国食养
跨越时空的健康智慧

第一章 食养探秘，中华文明的食养历史

万物生长，循环不已，天地间的生物与环境共同编织出生命与能量交互的宏伟乐章。晨曦初绽，第一缕阳光穿透薄雾，轻抚着郁郁葱葱的大地，唤醒了沉睡中的生灵。在这片生机盎然的世界里，植物的种子悄然萌发，嫩叶轻轻舒展，仿佛正在汲取着天地的精华。这是大自然质朴的馈赠，也是生命力量的本源。

穿行在天地间的飞禽走兽，或寻觅食物，或躲避天敌，弱肉强食的场景一次次上演，背后隐藏着的，却是大自然能量转化与平衡的微妙逻辑。不远处熊熊燃烧的篝火旁，远古人类正围坐一圈，分享着狩猎成果，他们用单纯的满足与喜悦，孕育了"食养"萌芽……

岁月悠悠，食养从最初的生存必需，逐渐进化为一种文化、一门艺术和生存的智慧，它不局限于舌尖上的享受，而是人们追求身心和谐、与自然共生的重要途径。在世界各地，不同地域和民族的人们，从独特的自然环境与资源条件出发，发展出丰富多样的食养之道，让人类文明在茫茫星河中闪烁出智慧光芒。

本章，我们将追溯历史，探寻食养的由来，见证它在漫长历史中的变迁轨

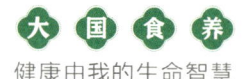

健康由我的生命智慧

迹。这是一段关于食物、健康与科学的奇妙旅程，我们将更加直观地感受那些隐藏在日常饮食背后的奥秘。我们会知道，每一份食物入口，都是在与自然进行能量的交换，与历史进行深刻的对话。

1. 大国健康，食养为本

在当今这个日新月异的时代，如果要问你，什么因素对国家的发展具有重大意义？相信每个人都会有自己的答案。有人可能会不假思索地提到"经济"，有人则会倾向于"科技"，还有人会深情地谈到"文化"和"民族精神"。

的确，这些因素都是不可或缺的，但有一个至关重要的因素却常常遭到忽视，那就是"全民健康"。

健康，对个人来说，是个体存在的基础，也是实现个人价值的资本。一个没有健康的人，是很难融入社会，为社会作出贡献，同时获取相应报酬的。同理，民众健康对整个国家和社会来说也意义重大。一个充满活力、生机勃勃的社会，必定是由众多健康而富有活力的人构成的。全民健康不仅关系着我们每一个人，也关系着国家未来的发展。为此，党和国家高度重视"全民健康"，并将其提升到国家政策层面，作出了一系列的规划和举措。

2016年10月25日，中共中央、国务院印发了《"健康中国2030"规划纲要》，把民众的健康摆在优先发展的战略地位。该纲要提出的根本目的是"推进健康中国建设，提高人民健康水平"，而具体措施则有健康生活方式的普及、健康服务的优化、健康保障的完善以及健康环境的建设等。2019年，国务院还发布了《健康中国行动（2019—2030年）》，该行动的两个核心关注点是"疾病预防"和"健康促进"。

在落实这些政策的各种举措里，与我们普通人关系最为密切的是"健康生活方式的普及"。健康的生活方式包括衣、食、住、行诸多方面，其中"食"

则是最为关键和根本的因素。

古人云,民以食为天。日日重复的一日三餐给了我们充足的能量,让我们可以应对生活中的种种事务。这一日三餐也决定了我们的身体状况和健康程度。很早以前,古人就发现饮食的重要性,提出了"食养"的概念,强调日常饮食的重要性。在现代科技的助力下,我国食物短缺现象已不存在,食养似乎不是个什么问题。谁能吃不饱,缺乏营养呢?但在食物充足的情况下,我们依然面临着食养的问题。

现在大家普遍关心的"三高"问题,大多跟饮食有关,吃得太饱、营养过剩同样会威胁到我们的健康。所以现在谈食养,考虑的是如何吃得更营养、更健康。

对于饮食,国家政策也有明确指导,如"合理膳食",国家对此给予了空前的重视,在《"健康中国2030"规划纲要》中,提出要"全面普及膳食营养知识,引导居民形成科学的膳食习惯,推进健康饮食文化建设"。国家未来的健康目标之一是,到2030年,居民营养知识素养明显提高,营养缺乏疾病发生率显著下降,全国人均每日食盐摄入量降低20%,超重、肥胖人口增长速度明显放缓。

《健康中国行动(2019—2030年)》中,围绕"疾病预防"和"健康促进"提出的15个重大专项行动中,也有"合理膳食行动"。文件明确指出"饮食风险因素导致的疾病负担占15.9%,已成为影响人群健康的重要风险因素",因此,合理膳食成了提升全民健康水平的关键举措之一。不管是一般人群、超重肥胖人群、贫血消瘦等营养不良人群,或是孕产妇和婴幼儿等特殊人群,都应当按照膳食指导建议,养成正确的膳食习惯,这样才有助于提高全民的健康水平,减少患病风险。

除了合理膳食之外,国家对"营养健康"的问题同样十分重视。国务院办公厅在2017年6月30日印发了《国民营养计划(2017—2030年)》,直指"国民营养不足与过剩并存、营养相关疾病多发、营养健康生活方式尚未普及"等

实际问题，重点部署了七项实施策略，具体包括"完善营养法规政策标准体系、加强营养能力建设、强化营养和食品安全监测与评估、发展食物营养健康产业、大力发展传统食养服务、加强营养健康基础数据共享利用、普及营养健康知识"，形成了一套系统性的解决方案。不同人群如孕产妇和婴幼儿、学生、老年人群、患者、贫困地区人群、运动人群等都能从该计划中获得指导，这也便于社会大众制定相应的膳食措施。

2023年初，国家卫生健康委办公厅印发《成人高血压食养指南（2023年版）》《成人高脂血症食养指南（2023年版）》《成人糖尿病食养指南（2023年版）》《儿童青少年生长迟缓食养指南（2023年版）》四个食养指南。2024年初，为更好地指导公众进行科学食养，国家卫生健康委办公厅又印发了新版食养指南，直指当前危害性高、影响面广的健康问题，其具体包括《成人高尿酸血症与痛风食养指南（2024年版）》《成人肥胖食养指南（2024年版）》《成人慢性肾脏病食养指南（2024年版）》《儿童青少年肥胖食养指南（2024年版）》，分别针对不同人群的健康问题，提供了专业的食养建议。即便尚未出现这些健康问题，我们也可以通过上述八个指南中介绍的科学合理的膳食搭配及日常生活方式的调整，预防相关疾病，提升健康水平。

纵观这些政策和措施，我们会发现党和国家不仅重视对各个年龄段和不同健康状况的人群进行食养指导，还十分注重膳食健康教育的普及和健康文化的建设，形成了以食养为核心，全方位、多层次的健康促进体系。

当前，在党和国家的领导下，这些政策和措施已经得到了积极落实和深入实施，这将让我们每一个人都能获得切实的健康收益，而这带来的直接结果是国民整体健康素质的不断提升和健康意识的不断增强。食养，这个看似只是日常小事的养生之道，已承担起中华民族展现社会活力和发展潜力的重担，为国家的繁荣昌盛奠定了全面健康的基石。

2. 饮食变迁，探寻中华食养进化史

饮食，对个体生命来说十分重要，而食养，又关乎全民健康，那么日常饮食和食养有怎样的关系，食养又如何成为让国家都重视的健康举措的呢？下面我们就来回顾一下饮食的历史变迁，了解中华食养的"来龙去脉"。

从人类发展的角度来看，人类饮食的变化有几个关键节点。首先是火的发现和利用。早期人类的饮食以生食为主，不管是草木的果实还是捕猎到的动物，都直接生吃，这也就是我们古人所说的"茹毛饮血"的时代。之后人类慢慢探索出生火和保存火种的方法，完成了人类第一次利用和改造自然力的重大进步。火不仅给人类带来了温暖和光明，还让人类从"生食"时代走进了"熟食"时代。我国古代文献对这一变化的记载就是燧人氏钻木取火的故事。《礼·含文嘉》一文中记载："燧人氏始钻木取火，炮生为熟，令人无腹疾。"《古史考》记载："太古之初，人吮露精，食草木实，山居则食鸟兽，衣其羽皮，近水则食鱼鳖蚌蛤，未有火化，腥臊多，害肠胃。于是有圣人出，以火德王，造作钻燧出火，教人熟食，铸金作刃，民人大悦，号曰燧人。"从这些记载可知，火的使用为人类的健康带来了巨大收益——食物的消化率和营养价值大大提升了，而寄生虫和病菌的感染风险则大大减少，这为人类提升体质、延长寿命、种族的繁衍扩大提供了必要的条件。

人类饮食变化的第二个关键节点是农业的兴起。在长期的采集活动中，人类对野生植物的生长特性和食用价值越来越了解，于是一些原始部落开始尝试人工栽培。在不断的实践和选择中，人类培育出稻、谷、麦、豆等农作物，并不断发明创造，获得了适合农业生产的工具，为垦荒种地提供了条件。我国古书中对这一变化的记载是神农氏的故事。如《周易》中说"神农氏作，斫木为耜，揉木为耒，耒耨之利，以教天下"，说的就是农具耒耜的发明过程。原始

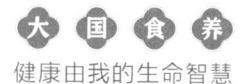
健康由我的生命智慧

农业让原本以游猎为主的人类开始定居,而种植农作物也让人类从被动获得食物转变为主动耕作,食物的获得越来越稳定。

原始农业不仅包括农作物的耕种,还包括动物的驯化。原始的农耕和养殖让人类能够轻松地获得大米、小麦等植物性食物,以及肉、蛋、奶等动物性食物,大大丰富了饮食的种类,为人类的健康长寿奠定了饮食基础。

随着原始农业的发展、食物种类的丰富,中国饮食也逐渐进入文明时期。追溯中国的饮食文化和食养,我们可以从商代的伊尹说起。伊尹是商代的宰相,也是商王的厨师。他从小就善于烹饪,熟知食物的营养作用,同时精于本草的药性。伊尹为了让食物具备治病的功效,创制了汤液,用水"煮"食物,并在汤中添加各种调味。他写成《汤液经法》一书,把这种具有治疗功效的煮汤方法流传了下来。

到周朝时期,中国古人对饮食的态度更为严肃,创建了与饮食有关的制度和官位。据《周礼·天官》记载,当时的宫廷医生已分为食医、疾医、疡医、兽医等四种,其中食医就是专门负责烹制食物,以食治病的医生。从这些记载可知,中国古人很早就发现了食物与疾病治疗的关系,也就是食疗的诞生。

随着食物的增多,人们对食物的认识也越来越丰富。很快,从食物中分辨出更多具有药用价值的物质,成为单独的门类。古人认为"药食同源",药物和食物都有不同的特性分类,对人体起不同的作用。比如,我们常听人说西瓜性寒,荔枝性热,这就是对食物进行的性味分类,寒性食物吃了可以降火,热性食物吃了可以升阳,因此食物也具备了药的特性,常吃可以改善身体状况。古人便利用食物的特性来治疗疾病,或者在食物中添加草药,制成药食来治疗疾病,这就形成了食疗方。

在唐代,医药学家、食疗学家孟诜就看到食疗方在养生方面的作用,为了推广治病和养生知识,他将前人医学专著中食治部分的药方抽出,再结合自己多年的实践经验,编著了《补养方》3卷,后经僧医张鼎补订改名为《食疗本草》,首开食疗专著。此后,历代关于食疗的著述越来越多,慢慢地,没有疾病的人也用食疗方以维护健康，食疗也就成了食养。

在过去，食疗和食养是经常混用的概念，如今我们要详细区分的话，可以说身体本身有疾病的人，通过饮食或药膳调理，那就是食疗；如果身体本身没有明显的疾病，通过饮食或药膳来调理改善，就是食养了。

进入21世纪，人们的生活水平显著提高，健康意识也明显提升。现代医学的发展让人们更深刻地认识到饮食、营养与健康之间的内在联系，营养学、分子生物学等现代科学技术的应用，揭开了食物成分、营养价值及健康效应背后的秘密，这使食养再次获得飞跃性发展。

唐代"药王"孙思邈在《备急千金要方》中提出"安身之本，必资于食"，道出了以食养正、食疗愈疾的千年智慧。科学合理的饮食不仅能满足人体基本的营养需求，还有助于预防和管理某些疾病，能大大提升人们的生存质量。随着营养学的飞速发展，合理饮食的营养补充成为重要的疾病预防手段，而营养治疗也成为强有力的疾病治疗手段。在国际上，越来越多的国家和地区将营养治疗纳入医疗保健体系，将食物作为预防和控制管理疾病的重要手段。例如，美国、英国、澳大利亚、加拿大等发达国家都在尝试"食物即药物"的营养咨询和干预服务，试图为患者提供个性化的饮食建议和干预手段，如医疗定制餐等。在中国，虽然这种理念还没有广泛传播，但传统的食疗和食养习惯，也让我们十分重视饮食健康。随着"健康中国"战略的深入实施，以及营养科学的快速发展，科学的食养理念必然会受到越来越多国人的重视。

从茹毛饮血到吃熟食，我们有理由相信，在未来的日子里，食养将会在预防疾病和保持健康中发挥更加重要的作用，成为人类健康长寿的重要保障。我们也期待，健康的食养理念和做法能更快普及，让更多的人享受到科学食养带来的健康福祉。

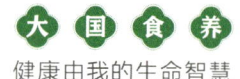

3. 东西交融，食养与营养学的碰撞

大多数人可能会觉得东西方在饮食方面存在巨大差异，因此东西方在饮食养生方面也有很大不同。但事实却会颠覆常规认知：东西方的饮食与养生虽然走向了不同的方向，理论重心也有所不同，但对于食物与健康的认识可以说是"殊途同归"。

回想中国的"食养"历史，我们会发现这个词第一次出现，是在《黄帝内经》中。《黄帝内经·素问·五常政大论》中说，"谷肉果菜，食养尽之，无使过之，伤其正也"，意思是谷肉果蔬等食物吃了有滋养身体的作用，但不能太过，吃太多会伤及身体的正气。这里古人指出了食物在滋养身体、预防疾病方面有重要作用，并提醒人们注意适量饮食，避免过度饮食伤害身体。《黄帝内经·素问·脏气法时论》里说，"五谷为养，五果为助，五畜为益，五菜为充"，这可以看作饮食的原则，强调饮食要全面均衡、搭配合理。《黄帝内经》还强调通过食物的性味归经来调和人体的阴阳、气血，以达到预防疾病、保持健康的目的。也就是说，食物和药物一样具有性味，即寒、热、温、凉四性，以及酸、苦、甘、辛、咸五味，不同体质或患有不同病症的人应选择不同性味的食物来食用。至于食物的归经，则指的是某些食物主要作用于人体的某处脏腑经络。像《黄帝内经·素问·生气通天论》中就提到了五味分别对应五行"木、火、土、金、水"，而五行又对应着五脏"肝、心、脾、肺、肾"，中医提倡用五味去平衡我们的身体，体现了食养的整体性和平衡性。

《黄帝内经》是我国古代医学的第一次总结，是我国古代医学的集大成之作，其中关于食养的论述奠定了中国食疗食养的理论基础。在《黄帝内经》的基础上，历代医家不断探索，形成了多种多样的食疗食养理念和实践经验。如唐代"药王"孙思邈在《备急千金要方》中首次提出了"食治"理论，阐述了各类食物的具体食治功效,并主张均衡饮食、口味清淡、适度饮食等理念。更为重要的是,孙思邈推崇食治先于药治,认为身体如果出现了问题,应当先从饮食上调养,调不好再用药物治疗。这个理念放到今天来看都还是非常进步的。在一些医疗发达的国家,如美国、英国等,对于肥胖、"四高"(高血压、高血脂、高血糖、高尿酸,下同)、心脑血管等生活方式病的治疗就是先采用基础疗法,即通过调整饮食、运动等来调理,如果调理效果不理想才会用药。

到了宋代,出现了我国最早的老年养生专著《养老奉亲书》,里面专门讨论了老年人的食疗食养问题,到元代则有蒙古族医学家、营养学家忽思慧的《饮膳正要》,收录了当时蒙、汉、回、藏等民族的饮食营养知识和食疗内容,到明清的各类养生专著里,如《遵生八笺》《老老恒言》等都有食疗和食养的内容。可见古人早就意识到食养的"预防"作用,并在不断的实践中积累经验。对健康人来说,食养讲究的是"保持平衡",维护健康;而对于疾病人群来说,"食养"则应注重"三分治,七分养",发挥的是"养护"作用并辅助治疗。

西方虽然没有出现中国古代的"食疗""食养"理念,但在古希腊时期,西方学者也发现了人体健康与饮食之间的关系。被誉为"西方医学之父"的古希腊医学家希波克拉底通过大量观察和实践,发现严重肥胖者的寿命与普通人相比明显较短,而那些在饮食上以新鲜食物和素食为主的人,患病概率会降低,寿命也会有所延长。因此,希波克拉底会建议患者改变不良的饮食习惯,注重饮食养生,还语重心长地劝慰人们:"让食物成为你的药物,而不要让药物成为你的食物。"他强调食物与健康之间的联系,对西方的食养观念产生了深远的影响。

到15世纪,大航海时代开启,欧洲国家的船队展开了一系列远洋航海活动,积极探索地球未知的领域,开辟出新的贸易路线,这让人类的视野得到了极大的拓展。大航海时代影响深远,它不但改变了人们的世界观,也掀开了营养素研究的帷幕。

在长时间的航行中,航海家们难免会碰到各种各样的食物挑战,比如:如

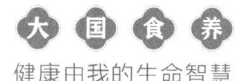

何储存食物,让食物保鲜的时间更长,避免腐败变质?携带哪些食物,能让海员们获得充分的营养,身体不至于因远航而垮掉?当时的食物保鲜技术相当落后,为了保证食物储存的时间足够长,航海家们选择多带不易变质的硬饼干,以及用盐腌制过的肉和鱼类。在饮水方面,当时没有先进的储水设备,储存的淡水很容易变质、生藻,航海家们于是携带了很多密封在木桶中的葡萄酒。

"吃饭问题"虽然解决了,可新的问题又出现了。由于饮食单一,一直吃不上新鲜的蔬菜和水果,许多水手患上了坏血病。在航海家们留下的日志中,我们可以看到这种疾病有多么可怕:患病者面色苍白、身体软弱无力,经常感觉肌肉疼痛、关节酸痛,受伤后伤口也难以愈合,甚至病情严重还会死亡。最初,大家还以为这是船上卫生条件太差,才导致这种"流行病"的肆虐。后来,有人发现那些带上柠檬、橙子等水果的船队,坏血病的发病率很低。18世纪中叶,有医生就给病人服用柠檬汁、橙汁,实现了遏制坏血病的目的。但这里面的奥秘是什么,还没有人能给出正确的答案。直到1932年,维生素C被科学家从柠檬汁中提取出来,并确认这种营养素才是治疗坏血病的"功臣"。

在科学进入微观时代后,人们不仅发现了维生素,还陆续发现了其他营养素,西方的营养学也因此作为一门学科逐渐兴起。越来越多的科学家开始系统地研究食物中的营养成分,分析它们对人体健康产生的影响,还尝试通过食用某些食物,为身体补充必要的营养素,从而起到维持健康、预防疾病的目的。

第二次世界大战后,西方国家经济复苏,医疗技术快速发展,人们更加关注营养与疾病之间的联系。以美国为代表的西方国家开始研究碳水化合物、脂肪和健康的关系。19世纪50至70年代,"糖脂之争"成为该领域的热点问题。有人认为过量食用糖可导致冠心病的高发病率和死亡率,但也有人指出,脂肪和胆固醇才是诱发冠心病的罪魁祸首。经过长期的争论和反复的研究,最终"脂肪派"在某种程度上取得了胜利。于是1977年,美国的膳食目标被设定为"所有的人都应该吃低脂肪、低胆固醇的饮食"。

然而这种过于绝对化的结论,在后续的研究中被逐渐推翻,人们逐渐意识到，单个营养素的缺乏不能完全解释慢性病的发病原因。于是，饮食与健康的研究重点从关注单个营养素转为关注膳食模式整体对健康的影响。

在寻求健康的膳食模式过程中，地中海饮食模式成了一个典型代表。地中海饮食（Mediterranean Diet）泛指希腊、西班牙、法国和意大利南部等地中海沿岸的南欧各地的饮食风格，特点是以蔬菜水果、鱼类、五谷杂粮、豆类和橄榄油为主。

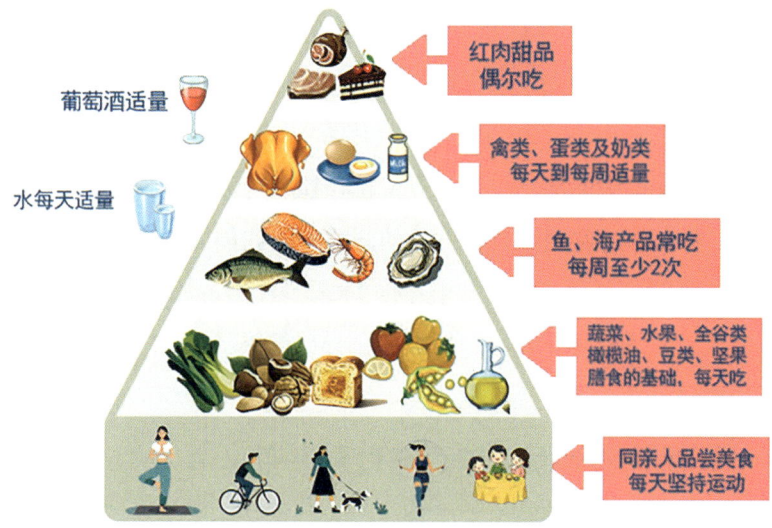

地中海饮食模式图

地中海饮食模式的健康益处得到了广泛认可。研究发现，习惯地中海饮食风格的居民普遍寿命长，心脑血管疾病发病率低，肥胖比例低。2010年，地中海饮食结构被收录为联合国教科文组织非物质文化遗产。2019年，"美国新闻和世界报道网"对41种受大众欢迎的饮食方式进行评估，地中海饮食以总分4.2分（满分5分）胜出。此外，地中海饮食模式还被评为更适合糖尿病患者、更有益于心脏健康和更容易遵从的饮食等。这些健康益处主要归功于地中海饮食中健康的烹饪方法和食材选择。

说到这里，我们不难看出，西方科学促生的营养学偏重具体的营养物质及

其作用,中医养生则偏重食物的搭配及中草药的运用。但随着科学的发现,西方的饮食健康理念也影响着我们,地中海式饮食的理念传到我国,成为东西方饮食与健康文化交流融合的一个重要方面。

在饮食与健康的发展历程中,东西方虽然各有侧重点,理论体系也各具特色,但都在为人类追求健康、美好的生活方式贡献着力量。进入现代社会,人类面对的健康问题更加复杂,单纯依赖食疗往往难以达到全面、有效的治疗保健效果,而西医的营养学也有不足之处。我们只有将传统中医食养、西方营养学和现代诊疗保健手段有机结合,才能发展出更科学、更合理的健康管理方式。

在全球化的大趋势下,东西方文化在饮食与健康领域的交流与融合进一步加强,这势必在丰富我国食养文化的同时,为我们的健康饮食开辟更多新的视角和途径。

4. 国民营养现状,缺乏与过剩并存

新中国成立后,经历多年被掠夺和战乱的中国深陷贫瘠,几十年来吃饱肚子成了大多数国民努力追求的生活。改革开放后,我国经济迅速发展,农业科技也快速进步,吃饱的问题得到解决。随着食物增多,食品加工业也蓬勃发展,我们国家也和很多发达国家一样,开始在食材的选择、膳食结构的搭配等方面做深入研究。营养搭配的科学合理性越来越受到重视,国民的营养状况成为食养研究的关注点。

许多国内外研究让我们意识到,当国民普遍遵循科学的饮食原则时,良好的营养状况有助于增强国民的体质和免疫力,减少疾病的发生和传播。这不仅能降低医疗成本、减少社会负担,还能提升国民的生活质量和幸福感。

近年来,我国国民的营养状况有了明显的改善,这与经济的高速发展、人

民生活水平的快速提升以及人们对食养理念的广泛接受分不开。《中国居民膳食指南科学研究报告（2021）》指出："我国居民的膳食能量和蛋白质摄入充足，优质蛋白的摄入量也在不断增加，成人的平均身高持续增长，儿童青少年的生长发育水平持续改善。"来自中国农科院的《2023年中国食物与营养发展报告》也显示，2022年，我国居民人均每日能量供给量已达到4871千卡，近五年来增长了3.9%，总体能量、蛋白质及脂肪供给均超过世界平均水平。这些数据反映出这样的事实：我国食品产量增长迅速，供给数量充足，居民膳食结构与过去相比出现了很多积极的变化。

然而，国民营养状况在总体改善的同时，也出现了一些问题。《国民营养计划（2017—2030年）》就明确指出，当前我国国民仍面临"营养缺乏与过剩并存、营养相关疾病多发、营养健康生活方式尚未普及"等诸多问题，这些问题严重威胁着国民健康，制约着国家发展。《中国居民营养与慢性病状况报告（2020年）》指出居民在膳食结构方面存在诸多问题，如膳食结构不合理、部分营养素的摄入不足或过量、与营养相关的慢性病发病率呈上升趋势，这进一步凸显了健康饮食在现代生活中的必要性和紧迫性。

《中国居民营养与慢性病状况报告（2020年）》指出：我国国民部分营养素的摄入明显超标，比如脂肪摄入过多，导致脂肪占供能比达到34.6%（部分地区甚至达到了38%），远超过《中国居民膳食指南（2022）》推荐的一般人群占比（20%~30%）。此外，盐的摄入量也远远超过了科学膳食推荐的量。根据《中国居民营养与慢性病状况报告（2020年）》的说明，我国居民人均每日烹调盐摄入量达到了9.3克，而《中国居民膳食指南（2022）》推荐的摄入量只有5克。这种不合理的饮食模式，不仅增加了超重、肥胖的风险，还导致了高血压、冠心病、糖尿病、癌症等健康问题的频发。

与此同时，一些关键营养素的摄入却严重不足。2023年农业农村部的数据显示，目前我国人均奶类年消费量仅为世界平均水平的三分之一、亚洲平均水平的二分之一，远低于110~183千克的膳食推荐量；大豆及豆制品的摄入量也严重低于推荐量，导致优质蛋白质摄入有所欠缺。另外，新鲜水果、深色蔬菜、全谷物等富含膳食纤维和维生素的食物摄入量也普遍不足，再加上谷类产品加工精度增加，进一步加剧了微量元素包括铁、锌、钙和维生素A、维生素D的缺乏问题。这种营养素的缺乏，造成了一种值得关注的"隐性饥饿"现象，严重影响了国民的整体健康状况。

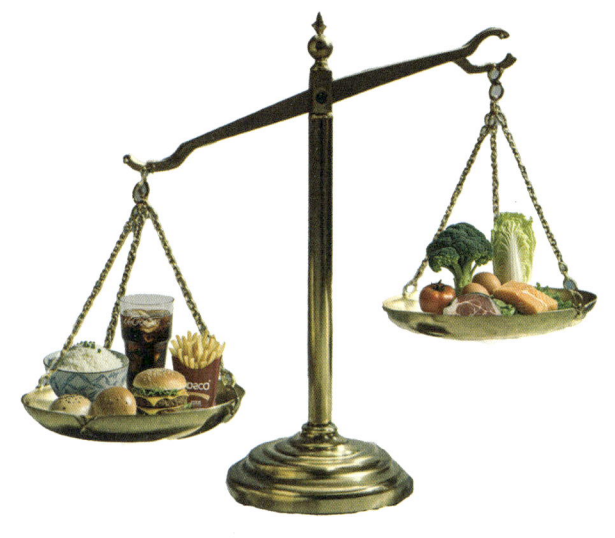

营养天平失衡图

面对新出现的营养健康问题，我们的食养关注点应从过去简单的"吃饱""吃好"转向"吃得健康"。对此，国家也有明确的意识，《"健康中国2030"规划纲要》等政策的出台，就是从国家层面提出国民健康发展的方向和策略。这些政策为食品发展提供了良好机遇，众多食品企业纷纷响应，通过科技创新和产品研发，推出更多符合健康需求的食品。例如，开发低糖、低脂、高纤维的食品，增加乳制品、豆制品等健康食品的种类和供应量。当然，我们还要积极参加营养健康科普工作、接受全民营养教育，让更多人树立正确的饮食观念，自觉调整日常饮食，减少对油、盐、糖分的摄入，增加健康食物的摄入。

通过改善饮食解决国民营养问题,不是一蹴而就的事情,它需要全社会长期努力才能逐渐实现。我们应当对此有足够的认识,积极响应国家号召,学习科学的膳食安排和合理的营养搭配,先自行实践科学合理的食养,让自己和家人都健健康康的,再去影响更多人加入健康食养的行列,为推动"健康中国"建设、实现全民健康的宏伟目标添砖加瓦!

5. 代谢病来袭,全民健康公敌

饮食结构不合理、膳食搭配不当是当前我国食养方面的主要问题,而这一问题带来的健康隐患非常危险。当前,对我国居民健康造成严重威胁的疾病是代谢性疾病。在中国,20岁及以上人群代谢综合征的患病率为31.3%,这是多么惊人的数字啊!

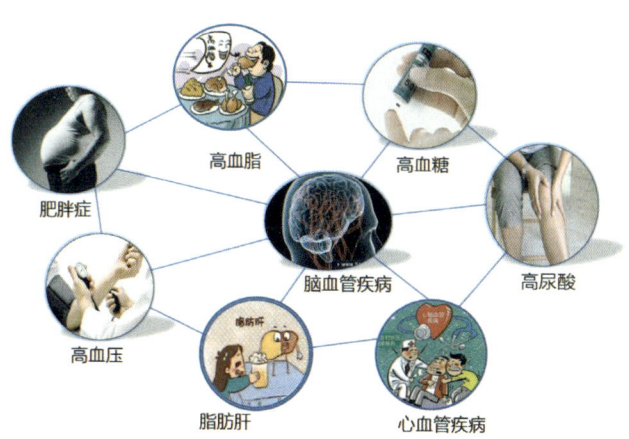

常见代谢性疾病图

那么,代谢性疾病是什么呢?简单地说,代谢性疾病就是人体在代谢过程中出现了问题,比如糖的代谢出了问题,导致血糖高;脂肪的代谢出了问题,导致血脂高、脂肪肝;蛋白的代谢出了问题,导致高尿酸等。我们熟知的"四

高"问题都属于代谢性问题,而代谢性综合征就是与代谢性问题有关的一组症候群,包括肥胖、"四高"以及心脑血管疾病等。

属于代谢性疾病的很多病看上去好像没有关系,但实际上却彼此相关。一般来说,代谢性疾病早期表现为超重和肥胖,中期可发展为"四高",也就是血压高、血脂高、血糖高、尿酸高,不同的人有不同的疾病和症状。如果不及时进行干预和治疗,后期代谢性疾病就会发展到心脑血管疾病。这些代谢性疾病一旦罹患,我们的生命就会面临很大威胁,生活质量也会大打折扣。

代谢性疾病汹涌而来,已经成为"时代之困"!随着生活水平的提高,肥胖人口的数量与日俱增。2023 年 8 月,解放军总医院第一医学中心发表了题为《中国肥胖患病率及相关并发症:1580 万成年人的横断面真实世界研究》的研究报告,其中的数据显示:我国超重人群已占人口总数的 34.8%,肥胖人群占 14.1%。在超重人群中,70.7% 患有至少 1 种慢性病;而在肥胖人群中,这个比例更高达 89.1%。其中,最常见的并发症是脂肪肝、糖尿病前期和血脂异常。令人担忧的是,一些曾被视为"老年病"的代谢性疾病"盯"上了体重较高的年轻人,有年轻化的趋势。

根据《"三高"共管规范化诊疗中国专家共识(2023 版)》的内容可知,我国目前 18 岁及以上居民的高血压患病率为 27.9%,糖尿病患病率为 12.4%,血脂异常患病率为 40.4%,而这"三高"常常合并存在。有研究显示,29.8% 的门诊糖尿病患者同时合并有高血压和血脂异常,然而仅有 5.6% 的患者经治疗实现了"三高"达标。与此同时,高尿酸血症及痛风的患病人数也在逐年上升,据统计,我国成人居民高尿酸血症患病率为 14%,约 1.7 亿人,使高尿酸一跃成为高血压、高血糖、高血脂之后的"第四高"。

肥胖和"四高"问题日益严峻,必然导致心脑血管疾病发病率的激增。有数据显示,目前我国心脑血管疾病患病人数为 3.3 亿,每年因为心脑血管病死亡的人群占总死亡人群的 40% 以上。

然而,隐藏在代谢性疾病高发背后的社会问题,更令人担忧。从个人角度来看，代谢性疾病会严重影响个人的健康和生活。与正常人相比，肥胖者更容易患上高血压、血脂紊乱及糖尿病，也更容易出现脂肪肝、心绞痛、骨关节疾病、生殖功能异常等问题。而青少年早早发胖，不仅会造成身体上的健康问题，还会对智力、心理造成损害。"四高"的危害同样不可小视，像高血压的突出危害在于心脑血管病的高发率数倍于血压正常者。据《中国心血管健康与疾病报告2023》，心血管疾病现患人数已高达3.3亿，其中高血压患者占了2.45亿，比例高达74%。高血脂会诱发动脉粥样硬化、胆结石、胰腺炎、男性性功能障碍、老年痴呆等；糖尿病不但会影响肾脏，还会危及眼睛的健康，并对神经造成损害；心脑血管疾病则有致残、死亡的高风险。

从家庭角度来看，代谢性疾病会给家庭造成沉重的经济负担。代谢性疾病多为慢性病，发病后很难治愈，需要长期治疗和康复，而这个过程对大多数家庭来说都是沉重的负担。定期检查，长期服药，严重时住院治疗或手术，哪一项不需要家庭开支？这还只是经济账，再加上亲人陪护，子女照顾，这些人力付出对很多家庭来说都是"不可承受之重"。如果因病丧失劳动能力，那这个家庭就会变得更加困难。

从社会角度来看，代谢性疾病的不利影响同样不容小觑。就全球来看，代谢性疾病已经成为全球性的公共卫生问题，给全社会带来了巨大的经济负担。据统计，糖尿病患者在2019年到2021年连续三年死亡率排名前十。很多国家将部分代谢性疾病纳入医保范畴，患者需长期治疗和康复，这对国家的医疗卫生体系提出了巨大的挑战，同时也对医保也造成了巨大压力。特别是发展中国家，因医疗资源有限，许多患者无法得到有效治疗，导致劳动力损失，进而影响社会的经济发展。

由此可见，代谢性疾病对个人、家庭和社会的危害是多方面的，它已成为全民健康的"公敌"，必须引起我们的高度重视。

代谢性疾病的致病原因十分复杂，全球做了很多研究，结论不尽相同，但科学界的基本共识是代谢性疾病跟不良的生活方式密切相关。具体来说，饮食中热量过剩、精制碳水化合物过多，缺乏运动，钠盐摄入超标，以及过度吸烟饮酒等都是重要的诱发因素。这些因素中，饮食不当和缺乏运动几乎占据了主导地位，尤其是饮食不当，被广泛认为是引发代谢性疾病的核心原因。

因此，要应对代谢性疾病这一"公敌"，有效预防和控制代谢性疾病的发生，我们必须重视生活方式的调整，尤其是要学会科学饮食，合理安排饮食，摄取全面、适量的营养素，通过健康安全的食养改善身体的代谢状况。

第二章 大国食养，全民健康的智慧选择

食养，这一古老而蕴含着智慧的养生之道，在新时代被赋予了新的内涵。在摆脱贫困饥饿的境况后，我们该如何利用丰富的物质，让身体更健康、生活更幸福，已成为要考虑和解决的问题。为此，国家提出"全民健康"，而我们也应该从个人的智慧和现代科学中去寻找答案。从国家层面来讲，"全民健康"不是空洞无力的口号，而是国家发展的基础，也是构建美好社会的基础。在推广健康食养，普及健康生活的举措下，只有加强食品安全与健康保障，我们才能吃得安心，吃得舒心，才能让食养真正发挥出功效，让健康成为国民生命的一部分。

家庭作为社会的细胞，承担着诸多重任。孩子健康成长，老人安享晚年，即便是家庭和社会支柱的夫妻，都能从健康幸福的家庭生活中获益。一餐饭，一杯饮，家庭餐桌带给我们浓浓亲情，也带给我们健康与幸福。懂食养的父母可以食为媒介，将爱与智慧融入每一道精心烹制的佳肴，滋养家人的身心，为孩子的成长提供助力，为自身的事业和生活提供不竭的能量，为赡养老人提供便利。

今日的中国，正大步走在民族复兴的进程中。作为大国，我们的繁荣昌盛

健康由我的生命智慧

必须以民为本，以全面健康为目标，而我国的做法必将引领人类健康的新风尚。推广食养，传播健康的食养知识不仅对当下意义重大，而且对未来也十分重要。在本章，我们将继续讨论食养的好处，谈一谈食养何以会成为全民健康的智慧之选。

1. 全民健康，食养为先

中医历来有药食同源的说法，早在《黄帝内经》成书时期，中国就有了"药以祛之，食以随之"的治疗原则，也就是从古至今，中医都把饮食看得很重，并将饮食的作用与药物治疗同等看待。汉代名医张仲景的《伤寒杂病论》里提出食物与疾病的关系，"所食之味，有与病相宜，有与病相害，若得宜则益体，害则成疾"，指出饮食会对疾病产生不同的影响，如果吃对了，疾病会很快好转，要是吃错了，疾病会加重。在唐代孙思邈的《备急千金要方》里，他更是提出先食疗、再用药的治疗原则。他说："夫为医者，当须先洞晓病源，知其所犯，以食治之，食疗不愈，然后命药。"可见在古代医生的心目中，饮食有时候比药更重要。

从食疗到食养，道理是一样的。可能有人会想，食养就是吃吃喝喝，哪能跟药相比，对身体产生那么大的影响？事实上，食物的种类相当丰富，其所含的营养物质对人体起不同的作用，因此食养对人体的影响更为深远，且为多维度的影响，食养的内涵远比食疗丰富，其意义也更为重要。

从现代营养学的角度来看，食养能合理搭配我们每日的饮食，让我们获取更均衡、更全面的营养，从而保证身体的健康状态。懂得正确的食养观念，会引导我们养成良好的饮食习惯。回顾当今流行的生活方式，我们会发现人们在日常饮食上存在很多不良习惯。有的人爱吃高盐、高糖、高油脂的食物，如甜点、蛋糕，或者火锅、烤翅，这些受很多人追捧的所谓"美食"其实都没那么健康；有的人饮食不均衡、不规律，饥一顿、饱一顿，喜欢吃的经常吃，不喜欢吃的都不碰，这种习惯比常吃高盐、高糖食物还要不得；还有的人不懂健康的烹饪方式，过分依赖加工食品，忽视食品安全。此外，过度饮酒、不喝水只喝饮料等饮食方式，都是不健康的，还会对身体健康造成不利影响。如果健康的饮食方式得到普及，大家遵循健康的食养原则选择每日饮食，那我们的健康状况就可能大为不同。

例如，我国人均每日的盐摄入量一直居于世界前列，远超居民膳食指南推荐的成人每日不超过 5 克的摄入量。而长期高盐饮食不但会引起高血压、冠心病、中风等疾病，还会对肝脏造成损害，导致体内钙质流失，从而造成骨质疏松等多种问题。如果我们能根据健康的食养指南改变高盐习惯，那我们很多疾病的患病概率就会降低。食养还能增强人体的免疫力，预防疾病发生。均衡的营养摄入是维持免疫系统功能正常的基础。我们在主食之外，还需要吃许多瓜果蔬菜，就是因为这些植物性食物里富含维生素等微量元素，而这些元素在人体抗病毒、抗菌方面能发挥巨大作用。对已经患病的人来说，合理的饮食调养可促进身体的康复，特别是根据疾病类型和病情阶段，制定个性化的饮食方案，有助于加速组织修复，提高药物疗效，减轻药物不良反应。

综上所述，食养在提升全民健康方面可发挥不可或缺的作用，因此食养被国家高度重视，出台了很多相关指导文件。如 2024 年 9 月，国务院办公厅印发《关于践行大食物观构建多元化食物供给体系的意见》，强调食物营养健康消费。为深入实施国民营养计划，完善营养健康标准体系，国家鼓励企业开发营养健康的食品，引导居民在饮食结构上减油增豆、增禽增奶，增加蔬果、水产品及全谷物的消费。

在防范治疗疾病方面，2024 年 2 月，国家卫生健康委发布《成人高尿酸血症与痛风食养指南》《成人慢性肾脏病食养指南》，加上 2023 年发布的涉及成人高脂血症、成人高血压、儿童青少年生长迟缓、成人糖尿病的 4 项食养指南，目前我国共发布了 8 项食养指南。7 月 1 日，国家卫生健康委还发布了《高血压营养和运动指导原则（2024年版）》《高血糖症营养和运动指导原则（2024年版）》《高脂血症营养和运动指导原则（2024年版）》《高尿酸血症营养和运动指导原则（2024年版）》。9月，国家卫生健康委发布了《关于进一步推进临床营养工作的通知》，强调树立整体诊疗观念，推动建立综合诊疗模式。该通知还指出，要将临床营养工作纳入医联体建设统筹推进，促进临床营养服务向基层延伸。

对于肥胖问题，国家卫生健康委在2024年2月发布了《成人肥胖食养指南》《儿童青少年肥胖食养指南》。6月，国家卫生健康委等16个部门联合印发《"体重管理年"活动实施方案》，以活动形式加强公众食物营养和饮食文化的教育，倡导吃动平衡、"三减三健"等健康理念。10月又发布了《肥胖症诊疗指南（2024年版）》，25位营养专家参与制定该指南，其中59次提及"营养"一词，涉及肥胖症的病因以及肥胖症的治疗和干预，且强调"临床营养治疗是肥胖症综合治疗的基础疗法"。

此外，在2024年12月，全国高等学校五年制本科临床医学专业第十轮规划教材《临床营养学》（第一版）宣布出版发行，其是纳入全国高等学校五年制本科临床医学专业的第一本临床营养学教材。

食养已经引起社会各界的重视，很多部门也不遗余力地进行宣传和推广。从2015年起，每年5月的第3周被中国营养学会等单位确立为"全民营养周"，就是要发挥全社会的力量，进行多渠道宣传，将核心的营养知识传递给公众，让每个人都能了解食养，懂一些营养健康知识，掌握一些营养技能。2024年4月，国民营养健康指导委员会办公室印发了关于"减油、增豆、加奶"核心信息的通知，而当年5月12日至18日的第十届"全民营养周"的主题就是"奶豆添营养，少油更健康"，呼吁大众多吃奶类和大豆类食品，减少烹调油的摄入量，形成更健康的饮食习惯。

作为个人，我们健康了，才能实现全民的健康。因此，我们每个人都要发挥自己的作用，从个人做起，从食养抓起，积极地学习和实践食养理念和知识，持之以恒地将食养融入日常，让食养成为健康生活的一部分。

2. 食品安全，食养之基

食品安全是食养的基石，也是关乎全民健康的头等大事。只有食品安全，我们才能吃得放心，食养的营养目标才能实现。反之，食品若不安全，那食养就是一句空话，吃得越多，反而会对健康造成更多威胁，甚至引发疾病、导致死亡，损害经济发展和社会稳定。

当前，食品安全问题屡见不鲜。这些问题都反映出我国当下在食品安全方面还存在很多问题，其中令人担忧的主要有以下几点。

首先是食品添加剂的问题。食品添加剂可以提升食品的口感，延长食物的保质期，但长期摄入会对人体健康形成潜在风险。比如长期摄入含有亚硝酸盐、苯甲酸等添加剂的食品，可能增加患癌症的风险；还有些添加剂还能影响人体的内分泌系统，引起一系列过敏反应等。更糟糕的是，还有些不良企业为了牟取暴利，会在食品中添加过量或有害的添加剂，可能造成更严重的公众健康问题。

其次是药物残留。为减少病虫害，农户在种植蔬菜水果时，需要喷洒各种农药，以保证产量。为追求较高的经济效益，很多农户会在农药尚未完全分解挥发时就采摘蔬果出售，导致农药残留超标，而畜禽产品中也有兽药残留的问题。这些生产中使用的农药残留往往是隐形的，很难看到，也很难迅速清除。如果长期食用农药残留超标的食物，很可能导致慢性中毒等问题，还会增加致癌的风险。

最后是一种常被我们忽略的新型食品污染，那就是微塑料污染。塑料已经成为我们生活里最常见的生产资料之一，从塑料袋到塑料盆等日用品，再到各种家电产品，甚至建筑材料，到处都可见到塑料制品。大量的塑料在废弃后会

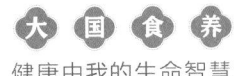

缓慢分解，消失在环境中；一些塑料则很难降解，它们会以各种形态存在于我们的环境中，其中粒径小于5毫米的微小塑料颗粒和塑料纤维属于微塑料，危害相当大。

微塑料的形态多样，有碎片状、颗粒状、细丝状和纤维状等。微塑料广泛存在于水体、土壤和空气中，很可能通过饮食摄入、空气吸入和皮肤接触的方式进入人体，其中饮食摄入是一个非常重要的途径。微塑料污染无处不在，研究发现很多农产品里已经含有微塑料，如鱼类、贝类、生肉、蔬菜水果等食品中都检测出过微塑料。因为污染，部分食盐也有微塑料，而我们常见的可回收塑料瓶装水，也可能含有微塑料。据科学家估算，现在每个人平均每周"吃掉"的微塑料颗粒相当于一张"银行卡"的重量（5g左右），这些微塑料很难被消化液分解，它们会滞留在人体内，对免疫系统、内分泌系统、消化系统造成刺激，引发很多健康问题。

食品安全牵动着每个人的心，党和国家对这个问题也越来越重视。为了保障食品安全，国家制定了一系列法律法规和标准，涵盖了食品中真菌毒素限量、污染物限量、农药最大残留限量、兽药最大残留限量等多个方面，这为食品安全提供了有力的保障。

2024年1月，市场监管总局发布《中华人民共和国食品安全法（修正草案征求意见稿）》，公开征求全民意见。3月18日，市场监管总局、国家卫生健康委等六部门联合发布《关于加强预制菜食品安全监管 促进产业高质量发展的通知》，对当前热议的预制菜提出相关规范，推进预制菜标准体系建设。12月，国家发展和改革委员会、国家粮食和物资储备局等七部门发布《国家全谷物行动计划（2024—2035年）》，以高质量保障粮食安全和改善全民营养健康状况为目标，推动粮食节约减损，促进居民营养健康消费，在更高层次、更高水平上保障国家的粮食安全。

不过，仅靠国家重拳出击是不够的，作为"健康的第一责任人"，我们每个人都应当积极行动起来，注重食品安全问题，让自己和家人能吃得更放心。

我们要注意从正规渠道选购食品，比如大型超市、品牌直营店、绿色食品专卖店和信誉良好的在线商城等，它们提供的食品质量相对有保障，还能提供清晰的溯源信息，可降低食品安全风险。

我们还要仔细查看食品标签，仔细对比标签上的食品原料、生产日期、保质期、生产厂家等信息。配料表是我们的关注重点。一般来说，配料表中的食品添加剂越少越好，所以要尽量选配料表比较"简短"的食品。配料表大多是以含量高低来排序的，也就是说，越靠前的成分添加量越大，越靠后的添加量越小，在购买时可留意食品的配置情况。此外，我们还要认识一些"不好"的添加剂，如氢化油、反式脂肪酸、亚硝酸钠、脱氢乙酸钠、山梨酸钾等，虽然常见但如果配料表中有，就尽量少买甚至不买。对于农药残留问题，我们可采取一些简单有效的去除方法，以减少农药残留。如菠菜、油菜、生菜等叶菜类蔬菜可用清水浸泡，一些有皮的蔬菜和水果可用碱水浸泡。还可用去皮法削掉果皮和蔬菜皮，减少摄入果蔬表面残留的农药。在烹饪前先焯水，也可以去除部分农药残留。对于微塑料污染，我们可减少使用和不重复使用一次性塑料制品，如少饮用塑料瓶装水，不使用塑料容器盛装油、酒、醋等。在食用海产品时，尽量避免食用其胃肠道、内脏和鳃的部分。处理生肉类、蔬菜和水果时，最好不使用塑料砧板，并确保在烹饪前对其充分清洗。

此外，我们还要注意食品的储存条件。在选购食品时，应了解食品的储存条件，并按照要求选择正确的储存方式，如冷冻、冷藏、阴凉、干燥等，避免食品变质或受污染。要尽量少购买加工食品，有条件的话，还是选购新鲜食材，自己在家做饭相对更安全。

食品安全是关乎个人，也关乎整个民族的大事，我们要有自我保护意识和维权意识，一旦发现食品安全问题，应及时向监管部门举报投诉，这不但可以维护自身的合法权益，也能敦促企业、商家规范生产、储运和售卖，对整个食品行业的健康发展产生积极的作用。

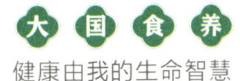

3. 懂食养的家庭更健康

很多人可能没听说过"夫妻病",但在临床治疗中,医生们发现得"夫妻病"的人不在少数。所谓"夫妻病",是指家庭中夫妻两人患上同一种病的情形。

最早提出"夫妻病"概念的是美国学者马斯特和约翰逊夫妇,他们在20世纪70年代初发现很多夫妇会患上相同疾病,但那时对"夫妻病"的了解还局限在性传播疾病及性功能障碍方面。2002年,英国一位医学教授在《英国医学杂志》上发表了一篇详细阐述"夫妻病"的文章。文中指出,在英国有很多疾病,如糖尿病、高血压、缺血性心脏病、哮喘、肾病、抑郁等,如果夫妻一方患病,另一方患同类疾病的概率就很高。这些"夫妻病"可分为两大类,一类是传染性疾病,另一类为非传染性疾病。

不仅国外如此,我们国内的医生也发现了这一现象。如北京某医院消化科接待了一对中年夫妇,他们都有反酸、嗳气,上腹部时常隐痛的症状。做过胃镜后,医生发现他们都得了溃疡病,只是发病部位不一样而已。上海中医药大学的专家也指出现在的"夫妻癌"越来越多,究其原因则跟夫妻双方共同的生活环境和生活习惯有关。比如,夫妻俩相继被诊断出糖尿病,或因为家中电视的位置不合适,导致夫妻都得了颈椎病;还有因为房子、孩子、工作等原因,双方处理不当,精神压力过大、情绪低落,患上相同的疾病。在种种生活习惯中,饮食造成的夫妻病较为明显。很多家庭因为饮食不科学,导致夫妻俩甚至家人都会患上相同的疾病,如食管癌、肠癌等。

即使不得病,我们也能看到家庭饮食对人的影响。很多家庭成员在身体方面具有相同的特征,除了遗传因素外,跟共同的饮食习惯密切相关。习惯吃肉的家庭,家庭成员大都不会太过瘦弱;而习惯吃素的家庭,就鲜有特别壮硕和肥胖的人。从健康角度来说,家庭成员懂不懂食养,懂不懂科学饮食,对整个家庭的影响都特别大。

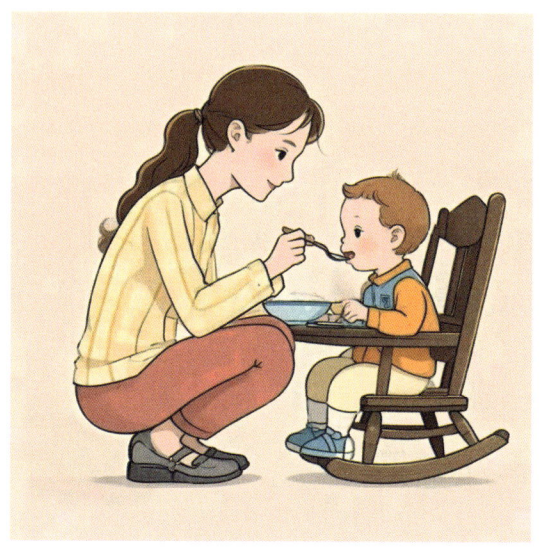

妈妈喂宝宝图

纵观我们的一生，从婴幼儿时期到人生暮年，家庭餐桌一直都是我们饮食的主要来源。如果父母不懂得食养，那么孩子在成长过程中就可能出现营养失衡的情况。现在肥胖、超重或消瘦的孩子那么多，大多是因为喂养者不懂科学食养，或不能按照科学饮食方式照顾的结果。而老年人养老也一样，如果子女不懂食养，不能给老人提供合适而营养全面的饮食，那老人的健康和寿命就可能因此受损。

我国普通家庭烹饪时习惯高温加工，如炖、煮、煎、炸等都属于高温烹饪。长时间的高温加工会破坏食材中的维生素 C、维生素 B 族和不饱和脂肪酸等有益成分，从而降低食物的营养价值。这就是为什么很多人虽然吃饱了，但还是营养不良的一大原因。

很多家庭对食物精细程度要求高，长期吃精加工的主食，很少吃粗粮，这也会损害健康。比如，小麦在磨成面粉的过程中会去掉麸皮，而麸皮富含膳食纤维和维生素，加工越精细的面粉失去的营养元素越多，经常食用反而会造成

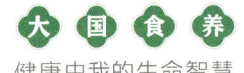

营养缺失。

懂食养的家庭才健康。要想避免"夫妻病"或家族病,每一位家庭成员都要积极主动地了解食养,掌握食养知识。2022年,我国颁布的《中国居民膳食指南(2022)》就给我们的家庭食养提出了很多建议。比如,家庭的平衡膳食规划应当具有充足性、平衡性和多样性的特点等。如果我们能按照这些引导去做,逐步改变不好的家庭饮食习惯,建立良好的餐饮方式,那我们就能减少家庭成员共同患病的概率,从而确保大家一起健康。

4. 学生健康,食养助力

对家庭和国家来说,孩子是未来、是希望,孩子健康成长,不仅是家庭幸福的基石,也是国家进步和发展的保障。然而,我国目前儿童的健康和营养状况却不容乐观。

据《儿童蓝皮书:中国儿童发展报告(2023)》可知,目前我国儿童面临着营养缺乏和营养过剩的双重挑战。在6~22岁人群中,营养不良率高达10.2%,而6岁以下的孩子超重肥胖率高达10.4%,6~17岁儿童青少年的超重肥胖率则达到了19%。由肥胖引起的高血压、脂肪肝比例也在不断增长,这些中老年人才多发的疾病正在向低龄人群蔓延。

出现这样的问题,与家庭缺乏食养知识有关,但科学的食养理念没有贯彻到青少年群体也是原因之一。

科学饮食能为孩子提供充沛的脑力和体力。来自加拿大埃德蒙顿阿尔伯塔大学的科研人员做过一项研究,他们对11016名青少年进行详细的跟踪调查,收集这些学生的生活方式与学习成绩数据。研究发现,足量富含蛋白质的食物,以及蔬菜和水果的摄入往往会取得更好的学习成绩。

科学合理的饮食除了影响孩子的脑力发展,在体力方面也有很大影响。学习是脑力劳动,也是体力劳动。头脑不清晰,学生的思考、分析、理解、记忆能力就会大打折扣;体力不充沛,学生不但无法通过体能测试,还会在繁重的学业中力不从心,无法完成正常的学习任务。

所以,如果你想要一个学习好、运动好、成长好的健康孩子,就不能不重视少年儿童的食养。

要培养"学习好"的孩子,家长要学会选择补脑益智的食物,让孩子头脑更清晰、思维更灵活。比如,来自深海鱼类、亚麻籽、油菜籽、奇亚籽和核桃等食物的 Omega-3 多不饱和脂肪酸,能促进神经细胞膜的流动性,增强神经信号的传递效率,对促进大脑的发育和维持正常功能很有帮助;来自新鲜水果和蔬菜的抗氧化剂,如维生素 C、维生素 E 和 β - 胡萝卜素等,能够保护大脑免受氧化应激的损害,有助于维护大脑健康;来自全谷物、瘦肉、豆类和坚果等食物的 B 族维生素,能够改善大脑的能量代谢,促进神经传导物质的合成,也是提升孩子学习成绩的好帮手。

要培养"运动好"的孩子,家长可通过食养为孩子补充充足的能量和营养,支持他们参加各种体育活动和锻炼。如富含蛋白质、维生素和矿物质的食物,瘦肉、豆类、坚果等都有助于增强孩子的肌肉力量和骨骼健康,提高他们的运动表现。

要培养"成长好"的孩子,家长应注重孩子的饮食均衡,确保孩子摄入足够的蛋白质、脂肪、碳水化合物、维生素和矿物质等营养元素。除了选对食物外,家长还要注意教会孩子正确的"吃法"。其中,养成良好的就餐习惯很重要。家长要给孩子安排好一日三餐,特别是要重视早餐。根据《中国居民膳食指南(2022)》的提示,人一天总能量的 25%~30% 要靠早餐来供给,早餐吃得好,才能保持状态好,学生才能有充沛的精力维持一上午的学习。早餐要保证营养均衡、充足、全面,可适当搭配谷薯类、新鲜蔬菜水果、动物性食物、奶豆坚果等,要避免油炸、腌制类食物以及高油、高盐、高糖食物。

如果孩子在白天需要加餐,也要吃一些营养丰富、容易消化的食物,少选

油炸或膨化食品。对年龄偏小的儿童来说，控制甜食和油炸食品，是养成良好饮食习惯的关键。夜间加餐则要注意不能吃过甜、过油腻、过咸的食物，睡前1小时不宜进食，以免干扰孩子正常的睡眠。

在吃饭过程中，家长要培养孩子饮食适度、细嚼慢咽等好习惯，如果有偏食、挑食的问题，要尽早纠正，以免因饮食偏颇造成营养不良。

日常饮水要足量，让孩子多喝单纯的白开水，少喝或不喝含糖高的饮料。水分对于孩子的认知能力和体能都有效应，如果饮水过少，可能诱发泌尿系统的疾病。一个营养均衡、充足的孩子会表现得精力充沛、情绪稳定、性格开朗，还能维持良好的体型，在与同龄人互动时，会更加自信而从容，也能更有信心应对学习和生活中的挑战。可以说健康孩子是吃出来的，是通过正确食养获得的。不管是家长，还是社会，都要认识到这一点，积极培育孩子健康食养的理念，并为孩子提供充足、丰富的饮食。

5. 吃出"精、气、神"

古人云：人有"三宝"，"精""气""神"。"精""气""神"都是传统中医概念，是构成人体的基本要素。一个人健不健康，从外表就能看出来。我们夸奖一位老人刚强，有精气神，必然是指他身体健康，没有疾病。

"精""气""神"在中医理论里是相互依存、互相转化的。其中"精"是构成人体的重要物质，也是维持正常生命活动的物质基础。正如《黄帝内经·素问·金匮真言论》所说："夫精者，身之本也。""精"是人体的根本。中医认为，人体"精"的来源有二：一是先天之精，跟遗传有关；二是后天之精，跟日常饮食及身体运化有关。

"气"则是生命活动的原动力，在人体内有规律地运行于全身，起推动各种生命活动的作用，如呼吸、消化吸收、气血运行、抵抗外界的病邪等，都与气有关。古人认为"气"同样分先天、后天，先天之气叫"元气"，是由所谓的"先天之精"化生而成的；至于后天之气，既有肺吸入体内的"清气"，也有脾胃运化食物所产生的"水谷精微之气"。

"神"是人体生命活动的"最高统帅"，包括意识、思维、知觉、情感和精神状态等。

"精""气""神"三者密不可分，古人有"精充气就足，气足神就旺；精亏气就虚，气虚神也少"的说法。精足的人通常都体魄强健，面色红润，若精亏则可能身体虚弱，面色苍白。气足的人精力充沛，反应敏捷，气虚则容易疲惫乏力。神旺的人思维清晰，情绪稳定；神疲的人则可能精神萎靡，情绪低落。

古人养生，注重养"精、气、神"，养生的原则就是珍惜先天之精气，不使其过度损害，积极补养后天之精气，做到精力充沛、活力满满。中医说"肾主藏精"，肾是先天之本，补肾就是补精的关键。补肾可强化肾的藏精功能，促进肾中精气的充盈。而脾胃被称为"后天之本"，有运化水谷精微的功能，是人体获取营养物质的重要脏腑，所以补精也不能忽略补脾胃。因此，中医食养就特别强调食用可补肾、补脾胃的食物。如中医五行论认为肾与黑色对应，有"黑色入肾"的说法，因此日常多吃黑木耳、黑芝麻、黑豆、黑枣等黑色食物就可补肾。同时，脾与黄色对应，有"黄色入脾"之说，所以可多吃南瓜、玉米、小米之类的食物来补脾。脾胃健旺，后天之精也就可以为人体提供源源不断的能量了。

至于补气，不但要注重补脾胃，还要注意补肺，肺是后天之气的一个获得途径。中医认为脾胃强健，人所吃的食物才能化生成人体所需要的水谷精微，进而转化为气血。而肺气充足，呼吸有力，能够吸入清气，排出体内的浊气，有助于气血的生成和循环。因此，肺在人体精气的输布中起着重要作用，我们日常生活中可以通过食用润肺养肺的食物来养护肺脏，如梨、银耳、百合、白萝卜等食物。

养神最重要的是保持情绪的平和，平常可以食用一些有安神作用的食物，

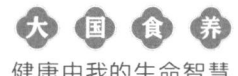

如牛奶、桂圆、莲子、百合、酸枣仁等，都可起到缓解紧张情绪、改善睡眠质量的作用，让我们长久保持情绪的稳定，进而神安而不烦躁。从现代营养学的角度来看，合适的营养元素也能让我们保持充沛的精力和活力，常保"精、气、神"。如蛋白质能修复和建造身体组织、增强肌肉力量和耐力，有助于提升身体的整体活力。此外，蛋白质还能提升身体免疫力，减少疾病的发生，从而保持身体的健康和活力。

蛋白质中的部分氨基酸是人体不能合成的，需要从食物中摄取，而其中的部分氨基酸还可能是合成神经递质的重要原料，能够影响情绪调节和认知功能。所以我们日常要补充足够的蛋白质，从鱼类、瘦肉、豆制品及奶制品等食物中获取优质蛋白质。

碳水化合物可在体内迅速转化为葡萄糖，为大脑和肌肉提供能量。但碳水化合物摄入要适量，最好从糙米、燕麦、全麦面包、红薯等低血糖指数食物中获取，可避免血糖骤升。血糖指数（GI）也叫升糖指数，是衡量食物摄入后影响血糖升高速度的指标，数值越高升糖越快，数值越低升糖越慢。在摄入碳水化合物时，还应搭配足够的蛋白质、健康脂肪、维生素和矿物质，以共同维持身体的正常功能和精力水平。

脂肪会被分解并产生脂肪酸，进而通过氧化反应释放出能量，对机体维持正常功能和正常体温有重要作用。虽然我们不提倡过多摄入脂肪，以免引起肥胖、高脂血症、心血管等疾病，但健康的脂肪是必要的、不可或缺的。我们可从坚果、鱼类、橄榄油等富含不饱和脂肪酸的食物中获取健康的脂肪类营养。

此外，维生素与矿物质也是不可或缺的，像维生素B族对维持神经系统的健康至关重要，而且维生素B族能够参与能量代谢过程，让食物中的碳水化合物、脂肪和蛋白质转化为能量，从而保持人体精力充沛。种种营养元素共同起作用，才让我们呈现出精力充沛的健康面貌，因此现代食养要特别注意营养的均衡、丰富和适量。

所谓"均衡"，是指通过合理搭配食物，包括食物的粗细搭配、荤素搭配、酸碱搭配等，使人体摄入的营养元素比例适当，能够满足人体正常的需要。

所谓"丰富"，是指饮食中食物的种类越多越好。按照营养学家的建议，成人每天应当食用不少于12种不同的食物，每周食用不少于25种不同的食物，这样营养才更容易丰富充足。

所谓"适量"，则是对量的要求，也就是我们所摄入的营养素要达到一定的量，才能保证身体正常的代谢和生理功能，才能提高身体的免疫力，同时也不能超过一定的量，否则就会增加身体的负担，甚至造成伤害，形成疾病。

当然，在实践中，食养不能"一刀切"，不能呆板地按照各种指南建议去进行，而要遵循"因人、因地、因时"的原则。因人制宜，是每个人要根据自身的体质、年龄、性别、性格类型以及生活习惯等制定个性化的食养方案。因地制宜则是根据不同地域的空气、水质、土壤等自然环境条件选择食物和制定食养方案，以便更好地适应环境，维持身体健康。因时制宜，则是指食养要遵循自然规律，顺应天时，可依照季节、时令的变化来调整饮食结构。

不管是中医传统理论，还是现代营养学理论，我们只要能科学地安排好日常饮食，就能发挥食养的功效，在一日三餐中吃出"精、气、神"。

6. 食物里的"快乐小秘密"

抑郁症、躁郁症、焦虑症，这些曾经相对陌生的心理性疾病，如今频繁出现在我们的视野里。我们的生活水平虽然提高了，但我们的生活压力却越来越大，各种各样的事物消耗着我们的体力和精力，紧张、沮丧、烦躁等负面情绪几乎时常都有。可以说，焦虑、抑郁等心理问题已经成为我们这个时代不容忽视的健康问题。

很多人都了解过调节情绪、改善心情的方法，比如运动减压，在清晨或傍晚跑步、锻炼；或音乐减压，时常听一些可以舒缓精神的音乐；要是比较严重，

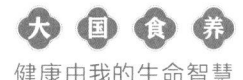

还可寻求心理咨询师的帮助。这些办法当然有效，但大家还忽略了一种简单易行的方式，那就是食养，通过调整饮食来改善情绪。

西方科学擅长深入精细地研究，而中医习惯从整体角度来看待生命。在中医看来，一方面，人的情绪和身体是密切相关的。中医将情绪分为基本的喜、怒、思、悲、恐五种，与五脏功能相联系。如果脏腑失调就会引起情绪的变化，如心功能过亢，会让人喜笑不休；肺功能失常，人容易伤悲；肝的阳气上升太过，人就容易生气发怒；脾虚会引起忧思情绪；肾中精气不足，人就容易惊恐。另一方面，人的情绪变化也会影响脏腑功能，如《黄帝内经·素问·举痛论》就说"怒则气上，喜则气缓，悲则气消，恐则气下，惊则气乱，思则气结"，即：大怒会引发肝气上逆；过喜会导致心气涣散；过悲会耗伤肺气；过恐会导致气机下降，出现肾气受损的症状；大惊会引起心气紊乱；过度思虑会导致脾气郁结，影响正常的运化功能。

既然情绪跟脏腑功能相关，那在食养时注重脏腑调节，我们的情绪自然也会得到改善。中医五行理论将基本的五种情绪与五脏结合，又将五脏与食物的性味相关联，因此传统中医养生多会结合食物的性味来调节脏腑功能，进而达到调节情绪的目的。具体来说，就是中医认为"酸入肝"，即酸味食物对肝有一定的养护作用，如山楂、乌梅、柠檬等，可疏肝解郁，收敛情绪，缓解焦虑；"苦入心"，即苦味食物对心有养护作用，适量食用苦味食物，如苦瓜、茶叶、菊花等，能清心火，平复心情，减轻烦躁情绪；"甘入脾"，即甜味食物对脾有养护作用，适量食用甜味食物，如红枣、山药、蜂蜜等，可以补益脾胃，调和气血，使人感到愉悦和安宁；"辛入肺"，即辛味食物对肺有养护作用，适量食用辛味食物，如姜、葱、大蒜、辣椒等，可发散行气，有助于宣泄情绪，缓解悲伤；"咸入肾"，即咸味食物对肾有养护作用，适量食用咸味食物，如海带、紫菜、海参等，可以滋养肾精，提升阳气，振奋精神，减少恐惧感。

除选择适当的食物之外，中医养生还特别注重各类食物的进食方式和时间，建议根据个人体质合理地调节饮食。比如在炎热的夏季，可以适当食用黄瓜、西瓜、绿豆等清淡、凉性的食物，不仅有解暑的效果，还能给人带来清凉和舒适的感觉，有助于缓解夏季心火过旺而烦躁、焦虑的情绪；秋季干燥，可适当多吃一些润肺的食物，如山药、梨等，清热润肺，改善秋季抑郁的情绪等。就现代营养学来说，吃出好心情也是有科学依据的。现代营养学研究发现，食物中藏着很多"快乐小秘密"。比如，肉类、坚果、乳制品等食物能提供色氨酸，它是人体必需的氨基酸之一，在体内可以转化为血清素。血清素是一种神经递质，有"快乐激素"之称，主要成分为 5- 羟色胺，它能够调节人的情绪，改善食欲和睡眠。再如，深海鱼类、亚麻籽、核桃等食物能够提供 Omega-3 脂肪酸，这种物质对大脑发育和功能发挥有积极的作用，还有助于缓解抑郁、焦虑等负面情绪，并能改善老年人的认知能力和记忆力，有预防老年痴呆的作用。又如，动物内脏、鱼类、蛋类、谷类等食物能够提供维生素 B 族，其中维生素 B_6 和维生素 B_{12} 都能参与神经递质的合成。比如，维生素 B_6 帮助合成血清素和多巴胺，多巴胺有"快乐荷尔蒙"之称；维生素 B_{12} 则参与髓磷脂的合成，髓磷脂是神经纤维的保护层，对神经信号的传递至关重要。如果人体缺乏这些维生素，就可能出现情绪问题，如暴躁、抑郁、失落等。全谷类、坚果类、水果、深绿色蔬菜、藻类、菌类等食物则能提供矿物质镁，而镁会参与神经信号的传递，对神经有显著的镇静作用，也能帮助调节神经系统的兴奋性，减少因神经过度兴奋引发的焦虑、抑郁等情绪问题，所以镁常被人们称为"天然镇静剂"。

不管是中医传统的食养养生，还是现代营养学的科学解析，都能说明日常饮食对情绪的影响和作用。食养对情绪调节有非常重要的意义，我们应该积极应用科学食养来应对现代常见的情绪问题。相比于运动调节、音乐减压，饮食与我们的关系更为密切，所以在日常生活中，不妨多留心一下食养知识，运用食物的特性来调节身体，维护良好的情绪状态，或在出现情绪问题时积极调理改善。不过，食养毕竟不能替代专业的医学治疗，如果出现较严重的情绪问题，单靠食疗无法解决时，还应及时就医，寻求专业的帮助，不可以拖延或盲目自行调理。

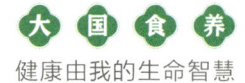

7. 喝出健康，品一壶养生茶

养生茶是指通过饮用具有特定作用的草本茶饮，结合中医理论或现代营养学，达到调理身体、预防疾病、增强体质等健康目的的茶饮。当今社会，人们在忙碌的生活节奏下常常承受着各种压力，在长期紧张、繁忙的状态下，部分人经常处于疲劳、焦虑甚至失眠的亚健康状态中。品茗养生茶，不仅可以愉悦身心，对自我进行一次慢节奏的治愈，还可调理身体，通过茶中不同成分的有机组合，可以达到调节气血阴阳的目的。养生茶蕴含着中华传统文化的精髓，以及中医养生保健理论，经过千百年的传承与发展，在现代依然展现出强大的生命力与独特的价值，它不同于高热量食物带来的碳水满足感，它带来的是一种可以修身养性、调节身心的生活态度与养生方式。

不同体质的人可以根据自身状态选择适宜的养生茶，实现真正个性化的健康管理。以下介绍五种养生茶，主要是针对五脏来进行调养。

（1）疏肝理气茶

组成：胎菊、玫瑰花、佛手、月季花、茉莉花、赶黄草、百合。

作用：理气解郁，活血调经，保肝护肝。

适应人群：经前乳房胀痛、痛经、月经不调、脸上易长痘或长斑的人群；心情抑郁或易怒之人；作息不规律长期熬夜或失眠的人群。

（2）化瘀养心茶

组成：山楂、西洋参、三七、龙眼肉、红枣、枸杞、百合。

作用：活血通瘀，益气补血，调节"三高"。

适应人群：适宜于容易疲劳、脸色偏暗、气色不佳的人群；气血瘀滞易发头痛、胸闷等痛症的人群;"三高"人群等。

（3）健脾化湿茶

组成:薏苡仁（炒制）、陈皮、山药、党参、玄米茶、土茯苓、白扁豆。

作用:祛湿和中,健脾益胃,行气化痰。

适应人群:适宜于体型肥胖、身体困重、容易疲倦的人群;容易出汗、痰多、口中黏腻、皮肤分泌油脂较多之人;饮食不规则、大便不成形等脾胃虚弱之人。

（4）养阴润肺茶

组成:白茅根、黑苦荞、黄芪、蒲公英、桂花、百合、胖大海。

作用:生津清热,滋阴润燥,养护肺脏。

适应人群:两目干涩、口干咽燥、皮肤干燥、便秘、心烦易怒等容易上火的人;经常吸烟、熬夜、过食辛辣之人;慢性鼻炎、慢性咽炎及受秋燥等受外界影响易感冒之人。

（5）补肾益元茶

组成:桑葚、黑枸杞、肉苁蓉、黄精、白果、覆盆子、龙眼肉、红枣片。

作用:温阳祛寒,补益肝肾,养血安神。

适应人群:手脚发凉怕冷、"宫寒"痛经之人;久不生育、早泄、脱发、早衰之人;血虚萎黄、产后乳少等体质虚寒之人;久待空调环境、形寒饮冷的阳气受损之人。

我们不仅要优碳饮食、吃出健康,还要正确品茗养性、喝出健康。中医养生茶帮助我们在日常生活中找到一份新的平衡与从容。

第三章　新时代、新食养、新健康

世界总是处在不断的发展变化中，历经数次科技革命后，我们人类生存的环境已经发生了很大的改变。城市越来越大，人群越来越集中，生活节奏也随着不断加快。环境的变化让每一个人都面临着全新的健康问题。对于现实的挑战，我们也不能墨守成规，唯有变化才能紧跟时代的步伐，才能应对全新的问题。历史上，我们的祖先积累了相当丰富的保健养生知识，但这些知识已经不能满足当前的现实需求。我们必须引进更科学、更先进的养生理念，并付诸实施。在食养上，现代医学工作者、营养专家，还有无数的研究人员都在努力探索，解开生命的秘密，探寻饮食与健康的关系，构建食养的新理论、新方法。在这样的大背景下，我们也应当积极地适应新形势，不断学习，提升自己的认知和选择能力，确定自己的食养之道，让美味与健康同行。

在本章，我们将讨论当下人们面临的食养问题，提供全新的食养理念，力求打开大家的视野，提升认知格局，让大家掌握更多、更好的食养理念和技术。苟日新，日日新。只要我们坚持不懈地实践，新知识一定会带给我们前所未有的体验，而我们也能在未来食养的道路上走得更加稳健。让我们携手共进，共同书写全民健康的新篇章！

1. 环境变化带来的食养新挑战

在看待人与自然的关系上，中国人秉承的是"天人合一"理念。自古至今，人们对"天人合一"的理解多种多样，不同的思想对其有不同的解释，但其基本核心则不变，那就是自然环境是一个宏观的"大宇宙"，而人是一个微观的"小宇宙"，人与自然在本质上是相通的、有关联的。具体而言可以理解为：人依赖自然而生存，自然环境能提供人类生存所需的基本物质，人依靠这些物质才能正常地进行工作、学习和生活。同样，人作为一个小宇宙，能体现自然环境的状况，也能发挥出一定的主动性，在顺应环境的同时，也能改变环境。

在"天人合一"理念的指导下，中国人认为人与自然应该是和谐共生的关系，但进入工业化、信息化时代以后，人与自然的关系出现了很多不和谐的音符。

自20世纪80年代起，我国进入社会经济大发展时期，经过工业化、城市化的浪潮，我们国家的自然环境也发生了前所未有的变化，这些变化不仅体现在大气污染、土壤污染、水污染等环境污染方面，还体现在气候异常、生物多样性受损等方面。生活环境的变化必然影响社会生产，影响我们的食物来源，而饮食又会影响我们的身体健康。在这样的大背景下，我们需要重新审视和思考健康问题，调整食养理念，以适应这种环境的变化。

目前来看，环境变化对食物的威胁有以下几个方面。首先，工业排放废气、汽车尾气等环境污染源导致"温室效应"加剧，引发全球气候变化。气候直接影响农作物的生产，因此我们现在食物的分布、生长周期、产量和营养价值等都发生了变化。例如，全球变暖让部分地区的农作物种植区域发生了迁移，一些适宜温度较低地区的农作物可能无法在气温升高的地方种植，农业生产者不得不寻找新的种植区域，或是改变目前的种植模式。还有频繁出现的极端天气，像干旱、洪水、冰雹等都会对农业生产构成威胁，导致产量降低，或食物质量下降。

其次，目前气候变化还使食材的营养价值不断降低。2019年，联合国政府间气候变化专门委员会的一份报告表明，随着大气中二氧化碳浓度的增加，小麦的蛋白质含量比正常情况减少了6%~13%，锌元素减少了4%~7%，铁元素减少了5%~8%，而豆芽中淀粉、糖的含量有所增加，矿物质和蛋白质的含量却在减少。试想，长期食用这样的食材，我们的身体和健康会发生怎样的改变？

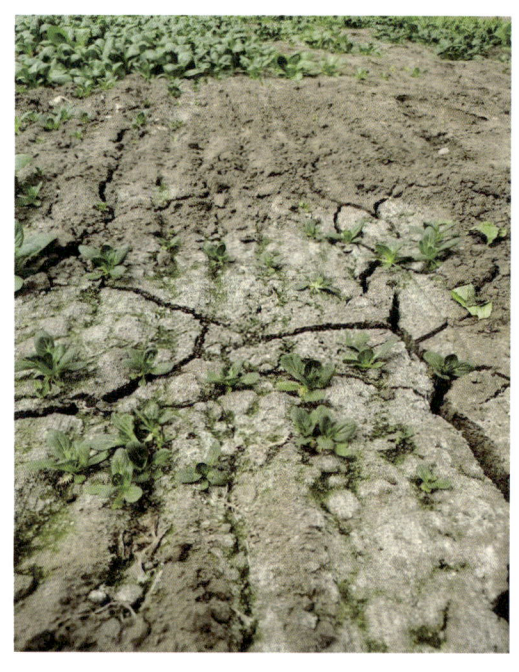

土壤退化图

再次，土壤退化和污染问题也不容忽视。土壤是大部分农作物赖以生存的物质基础，它的变化会直接影响食物的营养价值和安全性。在很多农产区，因长年累月的过度耕作，不合理地使用化肥、农药及工业污染等，造成土壤结构被破坏、养分流失、重金属超标等问题。如有的地区，为了提高产量，农业生产者大量使用化肥，导致土壤中的氮、磷、钾离子浓度过高，由此抑制了其他离子的浓度，如锌、铜、锰、铁、硒、铬、钼等元素的土壤溶解度，而这些微量元素也是人体不可缺少的物质，如果长期食用化肥催长的农作物，很可能导致我们对矿物质的摄入不足，进而引发一些疾病。再如，某些地区的土壤因工业生产而出现铅、镉、汞等重金属含量超标，用这样的土地种出的作物往往也会重金属超标。重金属通过食物进入人体，很容易引发疾病，像镉就很难被人体代谢掉，从而在人体的肝、肾中累积，损伤肝肾功能，并危害人体骨骼，引发骨骼病变。此外，现在大米、玉米、小米等主食，还有菠菜、油菜等常见蔬菜存在重金属含量超标的问题，这不能不引起我们的警惕。

我们生活的环境中还有很多其他污染问题，如水污染。水是生命不可或缺的物质，如果长期摄入被污染的水，很多有害物质必然会在人体中累积，而长期饮用含有重金属的水，可导致肝脏和肾脏功能障碍。空气污染、电磁污染会增加人体抗氧化剂的消耗，而抗氧化剂能够清除自由基，保护细胞免受氧化损伤。如果人体内抗氧化剂供应不足，就会导致体内自由基的积累，进而引发心血管疾病、癌症等一系列健康问题。还有食品加工过程中的污染，都会给我们的健康带来危害。

环境变化带来食物变化，对我们的健康形成种种挑战，让我们必须思考如何应对。一些传统的养生方法可能在变化面前效果甚微，我们不妨从以下几个角度来调整食养。

尽管传统的养生方法可能不太适合当下，但一些传统的养生理念仍不过时，可作为我们食养的指导。比如，古人提出的"天人合一""顺乎自然"等养生理念就可指导我们的食养。在选择食材时，我们可根据生活习惯和所处的环境来选择食物，力求食物新鲜地道，尽量不要选择特殊途径生产的食物，或经过长途运输且不够新鲜的食物。在安排日常饮食上，我们可以根据四季变化来调整饮食：春天万物复苏，饮食可清淡，多吃绿色果蔬以养肝；夏日炎炎，可多吃清凉解暑的食物，保持体能；秋风送爽，人的胃口渐好，可适当增加滋

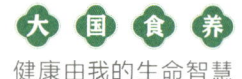

补食物，以弥补夏季的损耗；冬季寒冷，可多吃温热食物，以助御寒。这样的饮食规律不仅顺应自然界的季节变化，也符合人体在不同季节的生理需求，有助于增强体质，确保健康。

在选择食物上，我们要挑选安全营养的食物，多考察食物的来源，避免接触过多受污染的食物。因环境污染可通过食物链累积，我们可优先选择有机食品，或是生态环境良好、无污染或低污染地区出产的食物，以减少体内毒素的积累。另外，我们还可多选择低碳可持续生产的食物，以减少环境负担，促进生态平衡。

最后，我们应提倡日常营养补充，在科学膳食的基础上，通过方便的营养补充，如食用复合维生素、钙片等实现营养的多样性与全面性，确保每天摄入充足的、比例均衡的营养元素，这样才能更好地适应环境，应对健康威胁，实现"新时代、新食养、新健康"的目标。

2. 如何提升健康食养能力

当下，很多行业勃然兴起，互联网、物流，加上越来越便捷的交通体系，让货物运输更为高效。同时，保鲜冷藏技术的进步，让食物经过长途运输后也能保持新鲜，这一切使我们在食物的选择上拥有了前所未有的自由。人们不再受地域的限制，能轻松地享受到来自大江南北，甚至世界各地的美味佳肴。从日常青菜到进口海鲜，从传统风味到现代佳品，食材的多样化让我们的餐桌变得丰富多彩。

与新鲜食材增多同步，食物半成品等也增加了我们对饮食的选择。此外，快餐、便捷的外卖等餐饮形式的变化，更容易满足我们在各类场景下的饮食需求。

如今很少有人会考虑吃不吃得饱、够不够吃的问题，而是要考虑吃什么、怎么吃。丰富的饮食选择也带来了新的问题，很多人在琳琅满目的美食面前毫无抵抗力，要么大吃大喝，暴饮暴食，要么极其挑剔、一味追求新奇。这些做法都不利于身体健康，都没有考虑基本的食养原则。

选择越多，越需要选择的能力，就食物而言亦是如此。我们在面对各种食材、各种菜品或各种风格的饮食时，一定要具备足够的食养知识，在丰富多样的食物中选出有益健康的那类。如果我们出现方向性的选择错误，那么在丰富面前就只会选择越多，选错得越多，吃得越错，结果就越糟糕。

想要提升我们健康食养的选择能力，可从食材、烹饪加工、饮食方式入手，掌握正确的选择原则，并应用于各类饮食场景。

就食材来说，很多人在挑选食材或食物时，注重的可能是口感，好不好吃，或食材好不好加工处理。这当然没什么大错，但如果忽略了食材或食物的营养价值、健康功效，那好吃或好加工都算不上优势。比如，很多人对谷类的加工程度比较挑剔，喜欢精磨面粉，或精加工大米，这类食材的确好加工，口感也比较好，但这类食材因过度加工而缺失了对人体很多的有益成分，如膳食纤维、B族维生素和矿物质等，长期食用反而不利于健康。

因此，食材或食物正确的挑选原则应该是：主食选择要注重多样化，不要依赖精致加工，可适当增添粗加工食材。在日常饮食中添加粗粮，增加全谷物、薯类、豆类等富含膳食纤维和营养元素的食物。选择水果蔬菜时不应只注重外观或口感，而要注重果蔬的新鲜度以及季节性，尽量多吃当季果蔬，少吃反季节果蔬。至于肉类食物选择时也要注意新鲜度，同时要注意量的控制，不宜一次食用太多。海鲜是近些年非常流行的食材，大多数海鲜产品都富含嘌呤，食用过多会增加尿酸升高的风险，引发痛风等疾病，而且很多人可能会对高蛋白食物过敏，因此在食用海鲜时要慎重，适量或少吃为佳。

在烹饪加工方面，常见的错误在于要么过分精工细作，要么过于简单粗略。很多人在家庭饮食上过于细心，加工食材时唯恐处理不干净，或烹饪不到位，过度清洗，过度烹饪，而这种过度很可能让原本富含营养成分的食材损失

健康由我的生命智慧

营养，即使吃了也起不到滋补身体的作用。另一种则相反，可能因为工作繁忙，为了节省时间和精力，喜欢用半成品食材，粗略加工，应付一顿饭。有的人甚至把零食当成正餐，很少下厨做饭，或吃一些简单烹饪即可的方便食品，这种偶尔为之危害不大，但如果经常如此，很可能会出现因膳食结构不合理造成营养摄入不均衡的问题。很多人看似吃得并不多，但身体肥胖臃肿，多半都跟常吃高糖、高热量的方便食品或零食有关。

过去家庭生活注重一家人的吃饭问题，一天当中做饭是很重要的事，但现在那种"小火慢炖"的传统烹饪方式正逐渐淡出我们的生活。尽管现在很多家庭很难再好好地做一顿饭，但我们也要认真对待每一餐的烹饪。

不管平时多忙，生活的节奏有多么紧张，我们也要尽量自己动手做一顿饭。买上新鲜的食材，采用健康便捷的烹饪方式，如蒸、煮、炖等都能简单做出营养丰富的饮食。蒸、煮、炖的烹饪方式相比于煎、炒、炸更容易操作，而且也更容易保留食物的营养价值。在蒸、煮食材时，注意控制油、盐、糖的使用量，做到低油、低盐、低糖就更健康了。

如果日常的确工作太忙，可利用周末规划一周的食谱，选择好恰当的食材，利用冰箱的保鲜功能将食材分类包装好，每次做饭时取用一份，既做到节约时间，又不失美味健康。

在饮食方式上，现代人常见的错误是饮食时间不固定，经常饥一顿饱一顿，或者选择快餐、外卖等，匆忙解决一餐。在吃饭过程中，很多人急于赶时间，吃得匆匆忙忙、狼吞虎咽，根本不认真咀嚼，这也是一种错误的进食方式。吃饭速度过快，咀嚼不充分，很容易引起肠胃不适，还会影响人体对食物的消化吸收和利用。此外，有的人因为时间赶不及，或减肥等原因，动不动就跳过一餐，不管是早餐还是晚餐，这种饿一顿的吃饭习惯会增加罹患消化系统疾病的风险，危害很大。还有人经常参加商务聚餐、社交宴请，经常过量饮酒，吃很多调味重、油腻又高热量的"大餐"，不仅会增加胃肠道的负担，还容易引发肥胖、高脂血症、心血管疾病、痛风等多种健康问题。

因此在饮食方式上，我们应该合理安排进餐时间，保持规律的饮食习惯，避免无规律地饱一顿、饿一顿，或暴饮暴食；吃饭过程中要改变进食过快的不良习惯，学会细嚼慢咽，享受食物的味道。

掌握了以上食养原则，相信大家会在当前的饮食环境中保持清醒，面对丰富的食材和多样的餐饮形式做出适合自己的选择，既能享受现代的便捷与高效，又能保持身体的健康与平衡。

3. 实践出真知，适合的才是最好的

人们常说"实践出真知""实践是检验真理的唯一标准"。回顾中国传统食养经验，我们会发现古人的食养智慧和方法也都是实践得出的结果。例如，明代养生家高濂从小体弱多病，家里人就对其认真养育，长大后他也坚持实践各种养生法，并结合自身实践写成了《遵生八笺》一书。再往前追溯，唐代的孙思邈、三国时期的名医华佗，也都各有自己的养生实践，或著书立说，或传于后世，给我们留下了大量宝贵的养生经验。

在现代，营养学的繁荣也让食养知识越发丰富，但面对那么多养生经验和知识，我们该怎样选择，才能让食养真正发挥作用，让我们吃得更健康呢？这就需要实践，需要我们在日常饮食中通过实践来摸索出适合自己的养生之道。

老百姓中间流传着这么一句话，即"甲之蜜糖，乙之砒霜"，意思是适合别人，能给别人带来好处的东西未必适合你，还可能毒害你，对你不利。这话的确可作为我们食养选择时的准则。毕竟，每个人的身体状况并不相同，即使是一家人，也可能在身体方面存在差异。比如，有的人体质偏热，容易上火；有的人则偏寒，总是怕冷。易上火的人可多吃降火清热的食物，但偏寒体质的人如果吃太多寒凉食物，则可能加重其体寒。千差万别的不同很难简单划一地同等对待，因此我们就需要结合自身情况来选择合适的食养。

健康由我的生命智慧

再者，世界是变化的，我们每个人也不是一成不变的，而是处在不断变化当中的。很多人都感慨自己年轻时身体如何好，到了中年就这不能吃、那吃了不舒服，这其实就是我们的身体发生了变化，对食物的消化吸收也发生了变化。

那么，我们应该怎样来选择适合自己的食养方式呢？大家可从以下几个方面来考虑。

首先，全面了解自己当下的身体状况，一定要积极面对自身的各种问题。如果我们的身体尚且健康，就可以按照普通常见的食养原则来搭配饮食，做到营养全面均衡即可；如果我们是亚健康状态，就要看看自己在哪方面存在问题，然后针对不足补充营养；如果我们已经患有某种疾病，那就应特别慎重，一定要按医生的建议来进食，或遵照国家发布的慢性病食疗原则来选择饮食。

其次，在了解了自身状况后，还要了解食物的营养成分，或中医所讲的食物的性味归经等知识，这样才能选出适合自身的食物并做合理的搭配。在食养的过程中，还可密切关注日常饮食与身体的变化，可记录一段时间的饮食与身体情况，比如消化状况、皮肤状况、精神状况等身体的反应，来考量这段时间的饮食搭配是否合适。如果不合适，我们就可进一步做出调整，纠正偏差，让饮食变得更加合理。

如今，关于养生、关于保健食品或养生理念的推广特别多。这类推销往往说得天花乱坠，功效神奇，我们在面对这类推销时一定要头脑冷静，不可妄信，比如很多修身修心的演讲鼓励辟谷，鼓励断食。辟谷是中国古代道家常用的修炼方法，对一些肥胖患者或血脂较高的人可能有用，但这种方法并不适合所有人。而且辟谷需要特殊的环境，需要降低体能消耗，这对于日常忙碌的打工人来说，并无好处。像这种较为专业的食养方法，还是不要自行采用，最好在较为专业的指导下实践。

最后，理论再好，不经过实践验证，它也都是一纸空文，对我们来说没有实际的意义。因此，我们要行动起来，在学习各种养生理念、养生知识和方法的基础上，通过实践来确定适合自己的食养方案。毕竟，适合的才是最好的，有目的、有规划的食养实践，才能带给我们更好的健康收益。

4. 站在巨人肩膀上，新理念带来新体验

我们介绍了很多关于食养的理念和思路，也了解了中国传统食养和营养学的一些知识。但随着时代变化，关于食养的认识也在继续深化，新的理念不断涌现。在这一节我们就介绍一种全新的食养理念——优碳食养。

优碳食养的诞生可以说是时代发展的必然结果。随着工业化和城市化的加速发展，我们的生活环境发生了翻天覆地的变化，空气质量、水源清洁度以及土壤的肥力等都和以往不同，这些变化或直接或间接地影响了我们的饮食和健康，也促使我们寻找更科学、更合理的饮食方式。

与此同时，现代中国人的疾病谱也发生了变化。近年来，心脑血管疾病、糖尿病、肥胖等慢性代谢性疾病逐渐成为威胁健康的主要疾病，与过去以传染病为主的疾病谱明显不同。现在多发的疾病大都与饮食有关，科学技术在营养学、食品科学以及生物科学等方面的应用，助力我们更加深入理解食物与健康的关系，我们可以更准确地评估食物的营养价值，或选择新型食品来解决当下的饮食问题。

正是在这样的时代背景下，优碳食养应运而生，给我们带来了全新的健康体验。

优碳食养不是凭空问世的，而是站在"巨人"的肩膀上诞生的食养理念。优碳食养在汲取东方传统食养经验和西方营养学的基础上，借鉴了低碳水化合物饮食模式，通过优质碳水化合物的摄入，选择低血糖指数食物，来控制血糖波动，以预防或改善常见慢性代谢性疾病，是对现代疾病模式的精准应对。

说到低碳水饮食模式，即低碳水饮食方法，它出现较早，在国外已有几十年的应用历史。低碳水饮食强调限制碳水化合物的摄入，也就是少吃淀粉类食

物，如少吃米、面、红薯等以减轻体重，改善身体异常指标。低碳水饮食方法虽然对预防肥胖效果很好，但近年来的研究表明，碳水化合物的缺乏也会带来健康问题。为此，优碳食养在低碳水饮食的基础上得以发展，它是低碳水饮食的高阶优化版。

优碳食养不局限在限制碳水化合物的摄入方面，它更注重营养补充的优化，强调在低碳水饮食的基础上，补充优质蛋白质、脂质和其他营养素，以确保满足身体的营养需求。这种优化的营养补充策略，有助于提升低碳水饮食在应用中的安全性、有效性，也能弥补无专业人士指导下使用低碳水模式可能出现的不足。

目前，优碳食养在慢性代谢性疾病管理领域取得了显著成果。

慢性代谢性疾病的发生和发展与人体胰岛素抵抗密切相关。胰岛素抵抗是一种由遗传和环境因素引起的胰岛素促进葡萄糖摄取和利用率下降，机体对胰岛素生理作用反应性、敏感性降低的一种病理状态。我们都知道，胰岛素是由胰腺分泌的激素，有降糖的功能。当我们吃下去一碗米饭后，体内的血糖会急剧升高，这时胰腺就会分泌胰岛素来帮助降糖。对于健康的人来说，胰腺功能正常，胰岛素分泌正常，降糖不成问题，一般而言，人们在餐后两小时左右血糖开始下降，并逐渐恢复到正常范围。然而，长期采用不健康的饮食方式，或经常暴饮暴食，就会形成强烈刺激因素，让人体的胰岛素动不动大量分泌，时间长了人体细胞对胰岛素就会产生"抵抗"作用，胰岛素就不能正常发挥作用。这时如果再出现血糖上升的情况，就很难靠着人体自然的机能来降糖了。

胰岛素抵抗会造成很多不良结果。首先，血液中的葡萄糖含量会越来越高，身体为了降低血糖，就会分泌更多的胰岛素，久而久之可能形成高胰岛素血症。在胰岛素的作用下血糖完成"变身"，以甘油三酯（脂肪）的形式储存到脂肪细胞内，导致肥胖。因胰岛素抵抗形成的肥胖特点十分明显，如腰围增粗、少吃也胖等。这类肥胖者减重，如果不能改善或逆转胰岛素抵抗，就很容易反弹，减不下来，形成"易胖体质"。其次，胰岛素抵抗会引起体能下降，这是因为代谢轨道出错,能量不能顺利地送给组织细胞去使用,而组织细胞包括骨骼肌、五脏六腑、大脑、免疫器官等,不能顺利转化成精力、体力和免疫力,自然导致体能下降。另外,胰岛素抵抗还会造成"吃不够"的问题,就是明明吃了很多食物,却还是感觉饥饿,想吃得更多。这是因为代谢异常,组织细胞对营养素利用率降低,尽管吃了很多食物,但肌肉、五脏六腑并没有得到滋养,自然会反馈给大脑"没吃够"的感觉。最后,胰岛素抵抗进一步发展,会成为胰岛素抵抗综合征,这个过程也就是肥胖演变为"四高"及心脑血管疾病的过程,而优碳食养在持续逆转和改善胰岛素抵抗方面的效果,比低碳水技术更为优异,这一结论在"千人学术计划"中得到了证明。优碳食养法通过短期的有效干预和长期的生活方式调整,能极大地促进身体"自愈本能"的恢复,让身体形成良性循环,即:本能恢复得越好,身体自愈就越快;身体自愈得越快,胰岛素抵抗状态的缓解也就越理想。

"千人学术计划"简介

为了更好地探索并验证优碳食养的有效性及安全性,"逯博士行为医学研究院"联合来自北京协和医学院和北京安贞医院的相关领域专家,借助来自全国多个省市的健康管理从业者的力量,历时 3 年完成了一个专业慢性病学术研究项目——"千人学术计划"。该研究项目采用真实场景对照研究的方法,共有全国十几个省、自治区、直辖市 1234 名肥胖、"四高"慢性病患者参与(均签署《知情协议书》),其中 664 人作为调理组,男性 365 人,女性 299 人,平均年龄 45.27±9.84 岁;其余 570 人作为对照组,男性 329 人,女性 241 人,平均年龄 45.47±9.29 岁。研究期间,调理组和对照组均未离开各自原有的生活场景,调理组均采用优碳食养方案进行基于生活方式的健康干预,对照组则各自保持原有生活方式及治疗手段,在相同时间段采集体检数据。

"千人学术计划"研究被评为陕西省科技成果并颁发证书,相应成果获得

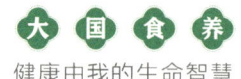

陕西省科学技术奖励三等奖及"延安市科学技术奖一等奖",2022年6月经过中国国际科技促进会组织的科技成果评价,最终认定该项目技术达到国际先进水平。

"千人学术计划"研究目前已有多篇论文发表在国内外专业医学期刊上。

目前,优碳食养理念和方法正在推广普及中。优碳食养是以每个人的健康状况、运动量以及目标体重为基础的新食养方式,其推荐的食物涵盖了肉类、鱼类、蛋类、低糖水果、坚果类以及无糖饮料等。同时,优碳食养还注重饮食顺序,推荐按照蔬菜、优质蛋白、碳水化合物的顺序进食,以实现血糖的有效控制。

优碳食养融入了个性化的营养支持元素,通过精准营养管理,能够达到优化健康状况或预防、管理、治疗疾病的目的。这种将低碳饮食和精准营养有机结合的方式,使优碳食养在减肥、健身以及预防慢性疾病等方面展现出了独特的优势。

作为一种全新的食养理念,优碳食养不仅汲取了低碳饮食的精髓,还在此基础上进行了科学的优化和完善。它构建了低碳水、适量蛋白、适量脂肪的饮食结构,并强调膳食纤维的摄入,为代谢性疾病患者带来了福音。相信在未来的日子里,优碳食养将成为更多人追求健康生活的首选方式。

5. 厨房即药房,学会吃饭更重要

西方营养学的出现与人类应对疾病的举措有关。我们在前文曾介绍过维生素C(抗坏血酸)的发现,就是大航海时代在远航中出现了坏血病,为了治疗坏血病而发现的。事实上,很多营养元素的发现都与某种疾病有关,如克山病,研究到最后发现是人体缺微量元素硒;口腔溃疡,最后发现是缺维生素B族;

骨质疏松，最后发现是缺钙。因此在营养学领域，很多专家都有一个共识，那就是"还营养为一线治疗"。生命的本质是细胞利用营养素进行新陈代谢，并释放能量来维持人体的各种活动。我们吃进去的各种食物会分解成营养物质，这些营养物质可被机体吸收，来修复细胞、参与代谢、释放能量等。我们之所以活着，就是因为这些营养物质一直在发挥作用。如果我们在日常能科学地吃，就能吃出健康，而吃得不科学，可能就会深陷疾病困境。

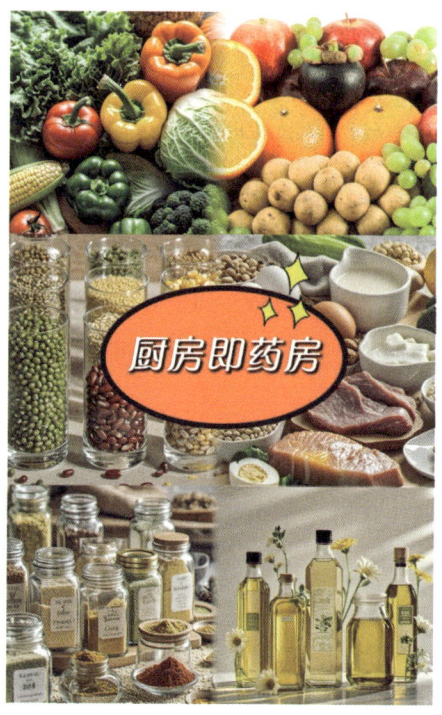

小厨房大药房图

从疾病的康复角度来看，人从疾病状态恢复到健康状态，就是细胞修复的过程。人体由细胞构成，所有的疾病都体现为细胞损伤，而细胞的修复就是疾病消除的根本。对细胞来说，修复的原材料就是营养。

打个比方来说，我们生病就好比房子着火了。当我们用一些方式灭火后，房子还是破损的，需要修复才能住。这就好比我们用一些药物控制了病情恶化，但如果不补充足够的营养来修复受损的细胞，身体还是不能康复，不能恢复原有的功能。营养治疗还能为损伤修复提供能量及营养素。机体损伤修复的过程是一个合成代谢大于分解代谢的过程，合成代谢需要大量氨基酸及其他营养素，会造成人体能量的消耗。很多疾病如果营养跟不上，就很难痊愈，原因就在这里，而营养治疗就能为身体提供充足的能量和营养素。

石汉平教授说："营养不是补充，不是支持，更不是辅助，而是治疗。"他把营养的作用推举到这么重要的地位，就因为营养对人体而言是基础，是根本，是和药物治疗、手术治疗等同样重要的治疗手段。

从深层次来讲，营养治病是系统性的。以糖尿病为例，很多人以为糖尿病的患病原因是糖摄入太多，但实际上他们是因为胰岛素抵抗而导致细胞"吃"不到糖。所以治疗的关键不是补糖，也不是断糖，而是用营养物质来调理胰岛素抵抗，让细胞重新"学会"利用糖。如果有一些营养物质的功效能与治疗糖尿病的药物二甲双胍相媲美，那营养治疗时就可利用这些营养物质，帮助糖尿病患者改善胰岛素抵抗。

说到这里，有人可能会产生疑问，营养治疗究竟能不能代替药物治疗，治愈糖尿病等慢性病？石汉平教授给出的答案是，有些情况可以，有些情况还不行。但无论能否治愈慢性病，营养仍然是治疗慢性病的必需手段，在治疗中不可或缺。因为它关注的是身体的根本，即人体的自愈力和抗损伤能力。还以糖尿病为例，从短期效果来看，营养治疗是比不上药物的；但从长期来看，没有一种药物能比营养治疗更有效地预防并发症的发生。对一些早期糖尿病患者来说，营养治疗有可能逆转病情，而忽略饮食等营养调理的，病情往往会更加严重。

对普通病患来说，营养治疗能缩短住院时间、减少并发症、提高疾病的治愈率，在某些情况下还能降低死亡率。营养治疗与手术、药物、放疗等经典治疗方法相辅相成，可增强治疗的效果，减少其他治疗引发的并发症，从而为治疗构成一个完整的体系，让病患减少痛苦，增加康复的概率。

更重要的是，营养治疗能改善患者的整体状况，提升其生活质量，并降低患者的医疗资源使用率，降低医疗费用。在社会上推广营养治疗，不但能够减轻医疗保健系统的负担，还能为个人和家庭节省开支，意义十分重大。

营养治疗如此重要，这让我们不禁反思，究竟是生病了去药房买药更健康，还是把自家厨房变"药房"，多从日常饮食中汲取营养更好？答案显然是后者。

学会吃饭，比学会吃药更重要！因此，大家要多学习科学食养的知识，利用家中的厨房烹制营养健康的美食，来疗愈身体的不适，滋养我们的生活，让人生变得更加美好！

6.AI 食养，未来的方向

互联网、大数据、无人驾驶、智能家居，在网络通信发达的新时代，许多新生事物让我们应接不暇。近两年，关于 AI 的讨论越来越多，几家大公司发布的 AI 产品颠覆了我们对很多事情的认知。

AI 听上去有些神秘，它是人工智能（Artificial Intelligence）的英文缩写。人工智能目前是全球范围内最前沿的科学技术，它应用的范围十分广阔，而未来还有巨大的潜力和发展空间。或许我们对这种技术还不十分了解，但 AI 技术已经进入我们的生活。在写作、制图，甚至视频剪辑方面，AI 已经能进行很多工作。此外，在自动驾驶、智能家居，以及医疗保健、金融服务等领域也能看到 AI 技术的影子。

讲食养，为什么会提到 AI 呢？食养和 AI 有什么联系？我们要落实食养，AI 能做些什么呢？事实上，作为最前沿的科学技术，AI 的确可引入食养领域，为健康食养开辟新的天地，催生各种食养新技术成功落地。

现代快节奏的生活方式和不合理的饮食习惯是多种疾病高发的原因，人们

健康由我的生命智慧

在营养均衡和健康管理方面面临严峻挑战：如何改变不良的生活习惯，科学地管理饮食？如何做到营养均衡，维护健康？如何普及健康知识，让更多人掌握食养技巧？AI 技术都可以为我们提供新的解决思路和方法。在"健康中国"战略的背景下，引入 AI 技术，利用 AI 技术，是我们迎接未来的途径，它将为食养带来前所未有的革新机遇。

在食养领域，AI 技术的潜力体现在多个方面，可以有很多应用场景。

例如，在"个性化建议"方面，AI 技术的表现就非常突出。AI 能通过深度学习与分析个人的健康数据和饮食偏好，再根据这些信息，结合科学食养，向用户提出高度个性化的营养建议。此外，AI 还可以进一步生成个性化的膳食方案供用户选择，确保日常饮食能针对个体实现营养摄入的均衡。不仅如此，AI 驱动的健康应用还可以实时跟踪个人的饮食行为，并给予即时反馈，以提醒或纠正用户。AI 这种独具个性化的、量身定制的健康指导，比传统"平均值"模式或"一刀切"模式更加优越，更贴合人们的实际需求，是真正实现了食养的"因人而异"，其效果也一定会更好。

在"精准化预测"方面，AI 技术也能大显身手。AI 擅长数据的搜集和处理，在预测分析方面有先天优势。AI 的精准化预测不仅可以应用到个人用户身上，通过数据揭示个人饮食模式和健康结果之间的深层关系，以预测其健康发展状况和患病概率，还能应用到更高层面，做群体预测。比如，利用 AI 生成的数据分析，可判断当前国民的饮食偏好、营养情况以及健康状况，这些信息可为国家制定公共卫生方面的政策提供有效的帮助。我们不妨设想一下，AI 在分析全国范围内的健康与饮食数据后，提供国民当前的膳食结构，并分析存在的问题，这将为决策者提出改善意见提供多大的帮助？AI 的精准化预测将直接服务"健康中国"的战略目标，帮助我们做出更准确、更有效的举措。

在"智能化评估"方面，AI 也有很大的应用空间。比如，对用户的饮食状况进行智能化评估，AI 就可以采用图像识别技术，对用户的食物进行分类和定量分析，以此来评估用户饮食的营养搭配情况，评估用户个人的营养摄入状况，甚至评估用户的个人健康状况。在疾病诊断方面，AI也可以通过收集用户的各项检查指标，甚至用户的生物信息进行综合评估，以此来判断用户是否患有疾病，或患哪类疾病。在智能化评估的基础上，AI还可以提出个性化的饮食建议，促进身体的康复。

此外，很多AI技术可深度学习，再输出信息，这有利于传统食养经验的传播与应用。以往，我们需要阅读大量书籍，从浩如烟海的养生书籍中寻找食养的经验和方法，如果我们把这些书籍资料投喂给AI，它就能从中帮我们整理出需要的食养信息，这岂不是扩大了传统食养经验的传播，也方便了我们对食养信息的了解！

总之，AI技术的推广与应用会让未来的食养变得更便捷、更科学，也更加省时省力。

虽然AI在食养领域的应用前景十分乐观，但现在还面临很多挑战。目前，很多AI技术都依赖数据的收集、存储和使用，而有关食养的数据信息很容易涉及个人饮食习惯、健康状况等敏感信息，有时还可能是用户的个人生物信息，这些信息数据如果不能得到很好的保护，那么用户隐私的泄露会带来很多麻烦和社会问题，这是AI推广应用必须解决的问题。

还有，AI技术相对来说属于较为前沿的技术，很多中老年用户可能无法理解，在实际应用时应考虑用户的使用实际，降低操作难度，让不同年龄、不同教育背景的人都能轻松上手，便捷运用。

作为未来发展方向的AI技术会越来越多地出现在我们的生活中，AI与食养的结合不可避免。因此，我们要以开放的心态看待它。尽管现在AI与食养的结合并不普及，我们仍然需要通过一些传统方式来了解食养、了解自身，并寻找合适的实践方法，但AI在未来一定会为个人健康以及全民健康的提升做出巨大的贡献。

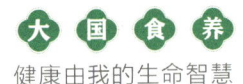

健康由我的生命智慧

7. 加快推进新食养，造福国民新健康

"病万变，药亦万变。"人类医学的进步，就是不断遇到问题、解决问题的结果。现在很多人把慢性疾病看成是"终身性疾病"，认为"只能药物控制，不能彻底治愈"，需要"终身依赖药物"。这些观点在当下来看没有问题，但从长远来看，它只是医学发展进程中阶段性的、暂时性的认识。《黄帝内经》里说："疾虽久，犹可毕也。言不可治者，未得其术也。"也就是说，很多疾病被认为不能彻底治愈，只是暂时还没找到方法而已，一旦我们"得其术"就能攻克治愈。

如今，因为生活方式而造成的肥胖、"四高"、心脑血管疾病等慢性病，也是可以治愈的，而治愈它们的一个思路就是"用生活方式解决生活方式病"。因此，新食养就是我们解决现代疾病的关键。

然而，时至今日，很多人还没有认识到食养的重要性，还不理解食养的意义，在食养理念方面更是毫无头绪，不知所措。我们国家制定出健康中国的目标，特别强调新食养带来的新健康模式，作为普通公民，我们也应该积极接受新理念的传播。

为推广普及新食养理念，国家从四个方面加大了推进力度。

一是积极传播食养文化，关注公众对食养文化的认同和传承。只有让公众深刻理解并认同食养文化的价值和重要性，我们才能积极行动起来，将食养落实到日常生活中。食养不仅仅是搭配食材、烹饪技巧，更是平衡膳食、均衡营养、追求全面健康的生活理念，它与现代人追求健康、追求生活品质的需求不谋而合。因此，国家通过教育、宣传等方式提高公众对食养文化的认识，树立"药食同源""寓医于食"的理念，让国民真正意识到食养是大健康时代的必然选择。作为个人，我们还可以在学习传统食养文化的同时，结合现代科学知识，掌握更多的食养理论和实践技巧。

二是加快产业发展，让更多民众享受到食养与健康产业的优质服务。近年来，国家和政府出台了大量相关政策，鼓励和支持食养与健康产业的发展，包括资金扶持、税收优惠、科研投入等，并积极建立健全食养与健康产业的监管体系，规范市场秩序，打击假冒伪劣产品，保障消费者权益。国家发布了《2023年中国食物与营养发展报告》，全面分析了我国食物生产与营养供给的情况，提出"建设更高效、更包容、更有韧性且更可持续的食物系统"的建议，这对食养的发展极具指导意义。

此外，推动科研机构、高校和企业之间的合作与交流，促进科技成果的转化和应用，通过"产学研结合"，实现食养与健康产业的创新发展。重视人工智能带来的巨大变化，加快 AI 与食养细分领域的融合，发挥 AI 在建立食品营养数据库、制订个性化饮食计划、实施健康监测、构建即时反馈系统等方面的优势，这些产业发展都为我们的新食养带来了新希望。

三是普及食养教育，培养更多具备新食养知识的人才。在教育和人才培养方面，国家做了很多努力。为了响应《"健康中国 2030"规划纲要》的号召，中国关心下一代工作委员会教育中心联合多个部门，在全国范围内开展了"青少年食品安全与营养健康"科普教育活动。活动从 2016 年启动以来，已在全国 77 个城市举办科普教育活动 770 多场，线下参与人数累计 40 万以上，有效提升了青少年的健康意识和科学饮食观念。在培养专业人才方面，全国高校的营养学、中医学、食品科学等相关专业的建设和人才培养也取得了阶段性成果，为食养与健康产业提供了专业人才的支持。

对公众的教育也没有停止，食养健康的内容通过传统媒体、融媒体、网络等渠道进入千家万户，出现在更多人的视野里，有效提高了公众的健康素养和自我保健能力。

四是拓展国际食养合作，打开视野，关注国际食养与健康领域的发展趋势和研究成果，积极参与国际交流与合作，引进先进技术和经验。肥胖、高血

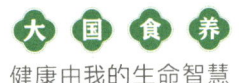

压、高血脂等慢性病是世界性难题,很多发达国家在这些领域的研究起步早,积累了大量经验,我们可通过合作交流来共同提升应对能力。同时,我们也可做好"文化输出"工作,把中国传统食养理念和文化传播出去,促进食养的发展。随着"一带一路"倡议的推进,传统中医药、药食同源、非遗食养等食养文化走出国门,成为国际交流的重要议题,这些交流为人类健康提供了中国思维。相信在人类食养智慧的碰撞中,新食养会迎来更加广阔的发展前景。

在了解了众多新食养理念后,我们又了解了未来食养健康发展的趋势。在这样的时代潮流中,我们有必要深入了解最新的食养理念和知识,以让自己掌握最新的健康资讯。

第二篇

优碳生活
引领健康的时代风尚

第一章　认识优碳，未来的大国食养之道

面对慢性代谢性疾病的严峻挑战和困扰，我们迫切需要一种全面而有效的食养体系，来引领我们走出迷雾，而优碳食养就是我们的选择之一。

优碳食养是在继承东方食养和西方营养学成果的基础上发展起来的，是经过实践不断摸索、不断完善而形成的健康养生智慧。

它精准高效，又简便易行。短期强化方案可让身体在减轻负担的同时，依然能够获得必需的营养与能量，帮助我们迅速调整身体状态，让已经代谢失衡的身体重新恢复健康。长期方案则会对已恢复健康的身体进行持久的全方位养护，让身体能长期处于健康平衡的状态。

下面就让我们开启优碳之旅，去探寻优碳食养的深层奥秘，了解它的定义、内涵、起源和发展，学习它的实践方案，让它成为我们生命健康的灯塔，指引我们驶往幸福和健康的彼岸。

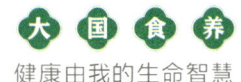

健康由我的生命智慧

1. 正本清源，优碳是科学食养的解决方案

作为时代的选择，食养体现了现代人对健康生活的追求和对自然疗法的重视。优碳食养，则是食养理念中一种先进的、科学的实践方式，为食养提供了更加精准、高效的解决方案。

那么，什么是优碳食养呢？准确来说，它的定义是"以正本清源为目的，以代谢性疾病为主体，兼顾其他慢性问题，在继承东西方食养成果的基础上，进一步在实践中不断发展和进化的，在饮食和营养补充并重的同时，短期方案倡导用营养优化低碳水饮食，长期方案强调优质碳水化合物加营养补充，有效、简单、易行的食养体系"。

这段话可能会让人有些不易理解，下面我们就全面而系统地分析一下这个定义。

（1）优碳食养以正本清源为目的

优碳食养的核心目的是"正本清源"，也就是通过扶正固本，恢复自身的代谢功能，以减少人对药物的依赖；同时通过确立正确的生活方式来"清源"，从发病源头入手，防止再次犯病。

当然治标有治标的意义，如果不治标，不控制症状的话，血糖、血压、血脂和尿酸太高，轻则会让患者感到十分难受，重则会有生命危险；但如果只治标，也会出现问题——患者形成对药物的依赖。目前，慢性病的主流治标方法可归纳为"替代疗法"，即身体自身调节血糖、血压、血脂的功能下降后，通过药物替代自身的功能来控制症状。就好比是孩子不写作业，爸爸妈妈替他写，这样做的结果很可能是"越替代越依赖"。

"正本"是通过照顾本能来逐渐恢复本能，减少对药物的依赖。本能恢复得越多，对药物的依赖就越少。如果自身调节血糖、尿酸的本能完全恢复了，自然就不用依赖外来的药物去调节了。那恢复本能的路径是什么？是通过结构的恢复来促进功能的恢复。身体器官、组织、细胞的结构损伤要想修复，不能把药物当成原材料，而是要靠食物。所以药物不一定是食物，但食物本身就是药物，它可以发挥"正本"的作用，并通过自我恢复结构和功能以实现自我痊愈。

"清源"是清理源头，消除发病原因，防止复发。如果只正本不清源，就算已经摆脱了药物，人体功能也恢复了正常，但发病原因没有从根本上解决，很可能会再犯病。因此，只正本还不够，还必须清源。如果说正本是解决"存量"的问题，这个"存量"是过去10年、20年不良生活方式累积下来的问题，那清源就是解决"增量"的问题，就是防止问题继续增加、进一步累积。

治标、正本、清源的关系，可以从通俗易懂的例子中来理解。如果家中的下水道发生了堵塞，水漫到地面，我们需要用拖把或其他工具来除水；如果脏水让屋内的空气变得难闻，就要开窗或喷空气清新剂来除臭；如果污水让室内湿气升高，导致衣服和家具发霉，就要及时除湿。这里的除水、除臭、除湿就相当于消除症状，也就是通过吃药降糖、降压、降脂等，都属于治标的工作。

生活中存在很多慢性病"一治就好，一停就犯"的情况，患者只能不停地吃药，不仅终身依赖药物，还可能出现越治越重的结果。这就需要"正本"，或者说解决下水道淤堵的问题。因此，"正本"可以理解为把身体生病的根本问题解决了，恢复自身的疏泄功能，脏水、臭气、湿气（高血糖、高血压、高血脂）自然就会得到根治，患者也就不必再依赖除水、除臭、除湿（降糖、降压、降脂）这些治标的手段了。

已经做到标本兼治，"下水道"还会再堵吗？很可能会！因为堵塞的源头——生活习惯没有改变，就还可能会发生堵塞。所以还要清理源头，别往下水道倒太多的脏东西，也就是要确立正确的生活方式。只有这样治标、正本、

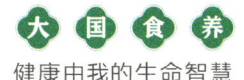

清源三位一体，才能够保证短期乃至长期的健康。

（2）优碳食养以代谢性疾病为主体

优碳食养是以代谢性疾病为主体的食养技术。在当今中国乃至世界，代谢性疾病问题已经成为影响健康的主流问题。中国最新的慢性病数据显示，在居民死亡因素中，慢性病占死因的88.5%，而心脑血管病、癌症、慢性呼吸系统疾病占了八成以上。代谢性问题早期体现为肥胖，发展到中期体现为"四高"，即高血糖、高血脂、高血压、高尿酸，再发展到后面就体现为心血管和脑血管的硬化，最终导致中风、心梗。这类疾病目前还是世界性难题。首先，代谢问题会严重影响健康，比如会影响免疫力，像肥胖、"四高"人群免疫情况一般都不太好。在"新冠"大流行期间，有基础性疾病的人群，尤其是肥胖和"四高"患者在感染新冠病毒后，死亡率和重症率较高。如果不解决肥胖、"四高"问题，要单纯提高免疫力，是很难做到的。其次，代谢问题会影响睡眠，当肥胖问题达到一定程度后，睡眠质量会大大下降，甚至打呼噜都有可能被憋醒，这属于呼吸暂停综合征的症状。如果不解决肥胖、"四高"，想要改善睡眠问题，也是难以达到目的的。最后，代谢问题还会影响生育能力，当身体的脂肪率高到一定程度，性激素分泌就会发生紊乱，严重影响生育能力，如果想正常生育，不解决自身的肥胖和"四高"问题是行不通的。

此外，如前文讲过的糖尿病，其代谢性问题的"根"是胰岛素抵抗，"源"主要是食养问题。因为根相同，所以可以异病同治。从发病原因来看，慢性代谢性疾病都源于不良的生活方式，主要是吃出来的问题。准确一些说，是因为摄入的营养失衡累积而成的代谢失衡。因为同根同源，所以可集中精力用一个重点手段来解决这一类的问题，也就是科学食养，以收到较好的综合治疗效果。

（3）优碳食养也能兼顾其他慢性问题

人体功能的基础是结构，一切结构的原料是食物和营养，而不是药物。所以食养对于健康问题都会产生影响，简单地说，就是吃对了加分，吃错了减分。对于非代谢类的问题，食养也可以起到调理作用。实践表明，在代谢恢复的同时，其他的健康问题也会得到一定的恢复。更进一步看，相对于不调代谢的做法，一边调代谢，一边兼顾其他健康问题，人体恢复会更快，也会更加彻底。这是因为肥胖、"四高"这些代谢问题阻碍了其他问题的恢复，代谢功能好转，其他问题也就能加速恢复了。此外，优碳食养针对代谢调整采用的是照顾本能的方法和路径，所以在恢复代谢功能的同时也能够兼顾自愈本能，促进了自愈本能在其他方面的发挥，所以才会出现全面恢复的效果。

（4）优碳食养继承东西方食养成果

在优碳食养的理论体系中，东方食养与西方营养学可谓"殊途同归"。所谓"同归"就是照顾本能，所谓"殊途"是各自方法的侧重点有所不同。具体来看，东方食养强调整体和系统，如中医的阴阳五行学说就是一套成熟的全局化、系统化的分析体系。当人体局部出现问题时，可以利用"阴阳五行"进行系统的分析。以代谢类问题为例，调理肝脏是一个核心，当一些人的肝脏调理效果不理想的时候，就可以利用"阴阳五行"进行全局、系统的分析。比如，经过分析发现这名患者有肾虚的问题，而肾水生肝木，此时只调理肝就会显得"力量"不足，所以还需要补肾，才能提高其肾水养肝木的能力。

分析和量化是西方营养学的强项。举个例子，比如需要降低碳水摄入才能从糖供能转为脂肪供能，进入高效减脂模式。但是，碳水降到多少合适？西方思维会将低碳水饮食分成中高碳水、中低碳水、极低碳水几类进行研究，发现对于代谢类问题，每日碳水在50~100克之间的中低碳水安全性和普适性都会更好，像这样的思维和方法就是优碳食养可以借鉴的。

另外还要注意，东方食养强于大处着眼，西方营养学强于小处着手。两者结合，往往效果会更理想。举例来说，比如对一个患者通过五行综合分析其五脏，得出结论是需要补肾。补肾会用到中医所说的"黑色食物"，如黑豆、黑米、

黑芝麻、黑木耳等。那么，黑豆中的什么成分有补肾的作用？能不能将其提取出来？如果不提取的话，黑豆还含有碳水化合物，食用后会不会导致碳水化合物超标，无法启动燃脂？这些问题就是西方营养学擅长的领域。通过量化分析会发现，补肾的有效成分是黑豆皮中的原花青素，每120克黑豆能提取出约1克原花青素，一天摄取2克原花青素就能达到补肾的效果。在优碳食养的实践中，这种东西理论结合互补的成功例子比比皆是。

（5）优碳食养在实践中不断发展和进化

需要指出的是，虽然优碳食养已经继承了东西方研究的精华，但还要在实践中不断发展。这是因为现代人的生存环境一直在变化，就像之前提到过的水、空气、土壤都在变，生活方式也在变，所以现代人的健康问题必然会发生改变，解决问题的方法也要随之而变，否则就会成为"刻舟求剑"、一无所得。

不管东方还是西方，其实理论的发展都没有止境，都是在实践出真知和实践验真知的交替中完成其进化。所谓实践出真知，既然我们面对的是人类发展到现代所面临的新问题，就不能够完全在过往的书本中找答案，而要在新的大众健康实践中去探索，找到原来的理论中没有发现和记录的新的真理。所谓实践验真知，在实践中获取的真理叫作有限归纳——我们做了一千人的探索，是一千人的归纳；做了一万人的探索，是一万人的归纳。不管针对多少人进行探索，都是有限归纳，优碳食养需要用更大的数据量去验证相对小的数据量得出来的真理，验证后再改进迭代，之后再去应用，所以这是一个不断迭代、持续进化的过程。因此，这就是实践的进化论——只有在实践中才能够不断发展和进化，最终形成一个能够强力解决时代问题的方法。

（6）优碳食养对饮食和营养补充并重

食物的作用这么大，那单纯饮食不行吗？为什么一日三餐都吃对了还不够，还要做营养补充？这是因为单纯饮食不能彻底解决问题。

这有几方面的原因：原因一，食物的总体质量不断下降。由于现代人口暴涨，为了保证农产品产量，现代农业少不了催长催熟的工作，这样做虽然提高了产量，但却降低了食物的营养价值，这是一个全球性的问题，我们无力解决。原因二，慢性代谢性疾病积重难返，它的形成绝非一天、一年的事情，而是十年甚至二十年的"冰冻三尺"，随着时间的推移，问题越来越严峻，非重拳猛药不可攻坚克难！原因三，现代人急于求成，调理的效果太慢了，人们就容易浅尝辄止。同时现代人面临的诱惑不断，一旦抵御不了诱惑，就会让方案效果打折。所以，现代人需要效果非同一般的解决方案，而单纯靠饮食无法实现这么大的调理力度。

不吃一日三餐，或者不管一日三餐怎么吃，只靠营养补充可行吗？也不行！因为到目前为止，现代营养学发现的营养素是有限的，还有许多营养成分尚未被人类发现和揭示。但不管人类有没有发现、营养学有没有研究清楚，可以肯定的是，我们所吃的食物种类越多越好、越杂越好，这是营养补充的基础。与此同时，日常生活中很多人都吃错了，吃错了就是减分了，减的"分"可能靠营养补充都不一定能补回来，更不用说用营养去加分、强化和提升，来达到更好的健康效果了。也就是说，一日三餐的饮食相当于打地基，而营养补充相当于盖高楼。如果只有饮食而没有营养补充，就如同只打了地基而没有盖高楼，这样的"建筑"是不完整的，无法发挥其应有的功能；但如果只注重营养的摄入而忽视饮食的作用，就相当于在没有稳固地基的情况下直接建造高楼，这样的"高楼"虽然看起来宏伟，但实际上存在很大的安全隐患，随时可能倒塌。

因此，优碳食养将这两者结合起来。实践证明，这样做的效果非常明显！首先，它可以更简单地实现一个健康的食养方案，因为营养的补充保证了一定的种类和量，所以饮食不用太复杂，让人们不必花太多的时间和精力去选择过于丰富繁杂的食材，也仍然能够保证一定程度的健康效果。其次，随着营养学相关技术的进步，营养素有效成分的提取可以达到很高的浓度，这就允许我们容量有限的肠胃可以摄入更高的营养剂量，而更高的剂量会带来更理想的效果，即使对积重难返的慢性病，也可以在很短的时间内达到很好的效果。优碳食养需要实现更大范围的推广，因为现代人的慢性病问题并不是个别现象，而是普遍存在的，所以需要考虑适合广泛推广的办法。此外，营养补充食品不仅具有种类多、剂量大的特点，还具有保质期长、易携带、食用方便的特点，非常适合在快节奏的现代人中广泛推广。

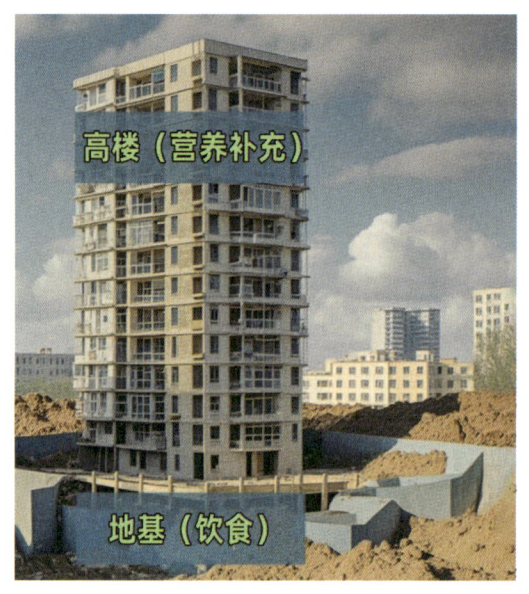

饮食和营养补充的地基图

（7）优碳食养短期方案倡导用营养优化低碳水饮食

优碳食养的短期方案是针对重点人群的强化方案，这里所说的"重点人群"指的是4亿~5亿有代谢性问题的人群。由于他们随时有中风和心梗的风险，所以采用强化方案，更有利于尽快摆脱高风险。

之所以要优化低碳水饮食，是因为低碳水饮食有效性高，值得优化。同时，其安全性低、易执行性（依从性）差，需要优化才能更广泛应用。营养优化通过提高其安全性和改善其依从性，大大提高了其普遍适用性。同时，营养优化还出人意料地提高了其有效性。

"千人学术计划"研究结果表明，在进行了 42 天的短期强化之后，"四高"干预的总有效率达到了 96.7%（停药率加减药率的结果）。而肥胖及"四高"的共同病理基础是胰岛素抵抗，研究结果显示，优碳食养短期方案对于胰岛素抵抗的逆转率是 77.5%。在其他健康问题方面，依据下面的 SF-36 量表评分，研究对象在 7 个方面都有显著改善。

得分值提升	生理机能	生理职能	一般健康状况	精力	社会功能	情感职能	精神健康
	+27.9%	+29.8%	+29.4%	+51.3%	+36.2%	+22.1%	+25.1%

（8）优碳食养长期方案强调优质碳水化合物加营养补充

优碳食养的长期方案针对的是两类人群：第一类是代谢调理正常后需要防反弹、防复发的人群；第二类是没有代谢问题但要注意预防的人群。长期方案同样是食疗和营养并重，遵循营养学基本原则，参考九种体质进行方案调整，只是在这些做法的基础上额外强调优质碳水和营养补充这两点。

优质碳水主要指全谷类，即粗粮、杂粮，劣质碳水主要是精加工的谷类，即细粮。长期方案尤其强调要少吃细粮，多吃粗粮、杂粮。一方面是因为主食非常重要，如果主食每天摄入量很大，吃错了对健康的影响相应就很大；另一方面是人们对吃错主食带来的严重危害知之甚少。现在大众还在关注吃多吃少的问题，即便有人关注"吃对吃错"的问题，也多限于关注肉类和油脂有没有吃对，而很少关注主食有没有吃对。一些专业人士甚至对主食吃错的严重性也没有足够重视。很多发表的专业文章，虽然提到碳水的摄入量和摄入比例，但很少提及这些碳水是优质碳水还是劣质碳水。然而，仅仅是碳水优劣的问题，就可能导致截然不同的研究结论！也正是因为碳水优劣的问题如此重要，又如此容易被忽视，我们才会在优碳食养的长期方案中特别强调要多吃优质碳水，

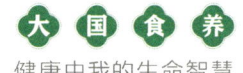

少吃劣质碳水!

至于长期方案提倡的营养补充则有三个内涵,即多种、适量和大多数人。"多种"是指维生素、矿物质、膳食纤维、抗氧化剂等尽可能丰富,以弥补三餐食物种类不足的缺点;"适量"是指长期摄入量没有短期强化那么大,但要达到一定的保健量;"大多数人"是指营养补充的对象广泛,大多数人都需要日常营养补充,这是食物质量普遍下降、食品加工导致营养流失,以及污染增加营养消耗等因素叠加的结果。如果不补充营养,长期"隐性饥饿"可能造成的影响往往是亚健康,进而累积成疾病。

(9) 优碳食养有效、简单、易行

所谓"有效",指的是在安全的基础上有效果,这才是硬道理。相对来说,长期方案对效果的要求会低一点,只需要适当有效,能够维持体重不反弹、"四高"不复发就足够了;但短期方案需要快速显效,才能解决信任和坚持的问题,否则很多人可能稍微尝试一下就放弃了,实践中这种浅尝辄止的案例非常普遍。这其实一点也不难理解,如果没有显著的效果,一个产品都很容易被放弃,更何况是一种生活方式,而优碳食养在"有效"方面不会让人失望。实践证明,通过一天的体验,血糖、血压、血脂、体重、腰围这些指标就能够出现个人可感受和仪器可测量的变化,这对参与者来说是一种极大的鼓舞。

仅仅满足安全和有效还不够,如果方案执行起来很复杂,就很难推广;如果参与者很难长期坚持下去,那安全和有效就失去了意义。所以,我们还要满足"简单"的要求。为此,在实践中,优碳食养为避免胡子眉毛一把抓的做法,要学会抓"牛鼻子",也就是抓主要矛盾。以膳食为例,短期主要抓低碳水,长期主要抓优质碳水。另外,营养补充的环节很容易被复杂化,因为需要补充的营养素种类实在太多了。要做到"简单",就要想办法用一份补充品补充多种缺乏的营养素。如果这份补充品用的是营养餐条或营养餐粉等食物性载体,就会比用片剂和胶囊等类似药品的形态更容易被接受。

最后说"易行",必须指出的是,简单并不等于易行。在生活中,很多事情虽然简单,但同样难以坚持下去,就是因为难度太大。而优碳食养方案能够满足"易行"的要求,主要体现为三点:第一是"一学就会",这样参与者更容易开始行动,而不会因为知易行难而止步不前;第二是"一用就灵",比如腰围、体重、"四高"这些指标一天见效,一个月显效;第三是"过程舒适",如果没有这一条,即便开始容易、结果美好,人们一样容易中途放弃。

要实现过程舒适,就要解决懒、馋、饿这三个"拦路虎"。优碳食养不怕"懒",即使有些人不爱动,或者动了难以坚持,单靠食养也可以有很好的调理效果。同时,方案越调越健康,越调越有活力,越调越想动,越调越能动。

"馋"的问题怎么解决呢?肥胖、"四高"人群多是"吃货",他们的人生乐趣就是"吃",不能满足的话,他们会觉得生活没什么意义。对此也有解决的秘诀:秘诀一是荤素搭配。除了青菜进行多种搭配以外,各种肉类可以换着样吃,比如鱼、虾、贝壳类、海参、鲍鱼、牛羊肉、鸭肉、蛋类等,这样做基本能够满足大部分"吃货"的需要;秘诀二是干果适量。除了正餐以外,还可以吃适量的干果;秘诀三是烹饪方式灵活。炒、拌、蒸、煮、火锅、麻辣烫、自助餐都行,在家做、下饭店、点外卖也都可以尝试。只要注意基本要点——用综合营养补充代替主食、水果和含糖饮料,就算抓住了主要矛盾。

只解决了"懒"和"馋",不解决"饿"也不行。俗话说"人是铁饭是钢",人们很难忍受饥饿,即使偶尔饿上一顿或几顿,过后也还是会吃回来。优碳食养通过两点来解决"饿"的问题:第一是"饿了就吃"。只要正确食用前面讲的那些蛋白类食物,鱼、肉、豆、蛋、奶都可以;第二是"让你不饿"。就是通过优化的低碳水饮食,顺利启动身体脂肪的燃烧,从糖供能顺利转为脂供能,为全身的细胞提供热量,这样就不会觉得饿了。因为"饿"的本质源于细胞缺乏热量,当脂肪顺利地为细胞供能时,细胞不缺乏热量,就没有饥饿感了。

正是因为解决了懒、馋、饿的问题,优碳食养方案才在有效、简单的同时,成为过程舒适而广受喜爱的健康秘籍。

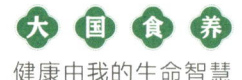

健康由我的生命智慧

综上所述，优碳食养为现代人提供了一种科学、高效的健康管理方法。在未来的发展中，优碳食养有望成为预防和治疗代谢性疾病及其他慢性疾病的重要手段之一。

2. 回溯历史，探索优碳食养的"前世今生"

了解了优碳食养，相信大家一定想知道这种新食养理念究竟是怎么来的。下面，我们就来一起探索优碳食养的"前世今生"。

优碳食养源于低碳水饮食，但优于低碳水饮食。它继承了低碳水饮食的基本内核，对低碳水饮食在应用历史中暴露的诸多问题进行了不断优化，逐渐形成了新的食养体系。

也就是说，优碳食养的诞生和发展与低碳水饮食有分不开的关系。想要弄清楚优碳食养的由来，我们就要先去看一看低碳水饮食发展的历史。

20世纪70年代，美国医生阿特金斯首次提出了低碳水饮食的概念。然而，低碳水饮食作为一种饮食现象却已有百万年的历史！

在农业社会出现之前的200多万年中，人类主要以狩猎为生，饮食结构以肉类为主，碳水化合物的摄入很少，大部分情况下都是低碳水饮食。大约一万年前，人类进入农业社会后，随着谷类的种植和食用，碳水化合物的摄入量不断增加，人类逐渐远离低碳水饮食。但近200年来，人类又开始逐渐重视低碳水饮食。

18世纪末至19世纪初，一些医生开始注意到低碳水饮食在改善糖尿病和肥胖方面的潜力。例如，苏格兰外科医生约翰·罗洛在1797年提出用低碳水饮食改善血糖的建议，他还出版过一本书，名叫《糖尿病患者的病历》，介绍了自己是如何通过高脂、高肉、低碳水化合物的饮食计划成功治愈了两名军官的糖尿病。19世纪中期，英国木匠威廉·班廷通过低碳水饮食成功减肥，并撰写了《给肥胖公众的信件》推广这一方法。20世纪初，低碳水饮食开始被用于治疗特定疾病，如癫痫病等，而生酮饮食（一种极端的低碳高脂饮食）在这一时期被引入医学领域。

进入20世纪中后期，特别是20世纪70年代以来，随着阿特金斯饮食法的推广，低碳水饮食逐渐获得了更多的关注。

低碳水饮食是通过减少碳水化合物摄入，从而降低葡萄糖代谢，并相应增加脂肪与蛋白质消耗的饮食方式。我们知道，碳水化合物主要包括糖类和淀粉类，主要食物来源是主食、水果和含糖饮料。主食主要是我们平常吃的米面食品，其成分大多是淀粉。此外还有主食类蔬菜，如山药、藕、薯类、粉条等，它们的主要成分也都是淀粉。而水果类食物中含有的碳水化合物主要是糖类，比例没有主食高，一般是百分之十几到百分之二十几，但要是吃的量大了，摄入的碳水化合物相对就会较高。含糖饮料包括含糖的碳酸饮料、茶饮料、运动饮料和咖啡饮料等。

因此，要想控制碳水化合物的摄入，就要减少主食、水果和含糖饮料等的摄入量，这就是低碳水饮食的主要思路。当身体没有得到足够的碳水化合物来燃烧供能时，就会去寻找其他"燃料"——肝糖原和肌糖原。身体储存的糖原一般只能维持半天到一天的使用，当糖原也消耗完后，身体就会启动其他备用能源——脂肪来供能，身体开始分解脂肪细胞内的脂肪，并将脂肪酸释放到血液中。随后，肝脏开始通过脂解作用，将释放到血液中的脂肪酸代谢并合成酮体（乙酰乙酸、β-羟基丁酸及丙酮的统称，是脂肪酸在肝内正常的中间代谢产物）。大脑和肌肉从单纯消耗葡萄糖转变成部分消耗酮体，以获取足够的能量，这样可以大大减少葡萄糖的需求量。

低碳水饮食较为显著的优势表现在减肥效果上。与断食减肥法、半食减肥法、轻断食减肥法、生食减肥法、地中海饮食减肥法，以及酵素减肥法相比，低碳水饮食更聚焦于减脂肪而非减体重，其减脂肪的效率乃至潜力都优于以上减肥法。同时，在保护肌肉，防止蛋白流失方面也表现得较为突出！更为可喜的是，低碳水饮食还可以改善多种代谢相关指标，如降低血糖、血脂、血尿酸和血压水平，因此有助于控制、缓解甚至大大改善糖尿病、高血压、非酒精性脂肪肝、高脂血症、高尿酸血症等慢性代谢性疾病，降低心脑血管疾病风险，甚至在癌症和老年痴呆方面也有不俗的表现。

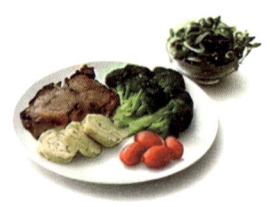

严格低碳水化合物饮食
每天碳水化合物摄入量＜20克

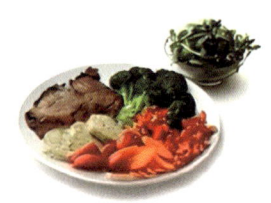

温和低碳水化合物饮食
每天碳水化合物摄入量20~50克

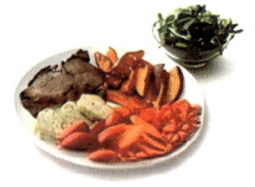

宽松低碳水化合物饮食
每天碳水化合物摄入量50~100克

低碳水饮食图

不过，低碳水饮食虽然短期效果显而易见，但其潜在的风险和负面影响不容忽视。这主要是因为在供能转换时，也就是碳水供能转为脂肪供能时，人体的代谢系统会发生很大变化，影响面很广，复杂性也很高，所以低碳水饮食也显现出了很多需要优化的地方。

这也是优碳食养长期以来研究的主要课题，团队从运动、理疗、心理、饮食、营养等诸多方面尝试对低碳水饮食进行优化，其中尤以食养（饮食加营养）优化最有成效，而这正是优碳食养诞生的基础。

在饮食优化方面，低碳水饮食作为一种流行的选择，其核心在于通过减少糖分与淀粉类食物的摄入，转而强调高蛋白与高脂肪的摄入，以期达到体重管理、血糖调控及整体健康改善的目的。然而，这一原则的实践需建立在细致平衡的基础上，尤其是针对特定健康状况的人群。

对此，优碳食养提出了全面的优化策略：首先，蛋白质摄入遵循"适量"原则。虽然蛋白质是身体构建与修复的关键营养素，但"适量"二字至关重要。

对于长期服用降糖药或降压药，且肝肾功能已有所减弱的人群而言，过量蛋白质可能会加重肾脏负担，影响健康。因此，优碳食养必须根据个人体质合理调整蛋白质摄入量，确保其既能满足身体需求，又不至于造成额外的负担。另外，蛋白食物的优选顺序是鱼＞禽＞蛋＞瘦肉（红肉）。

其次，脂肪的摄入也要讲究"适量"与"优质"。一方面，部分人群由于遗传或代谢差异，对脂肪的处理能力有限，过量摄入可能导致脂肪堆积及一系列健康问题；另一方面，优碳食养的目标之一是减少体内多余脂肪，而额外增加饮食中的脂肪含量，可能会降低身体燃烧自身脂肪的效率，与减肥的初衷相悖。因此，烹调油推荐选择富含不饱和脂肪酸的优质脂肪来源，如橄榄油、亚麻籽油等，并遵循中国居民膳食指南的摄入量标准，以实现健康与减脂的双重目标。

此外，优碳食养对于饮食的优化不能局限于减肥期间，而应将其视为一种可持续的生活方式调整。为避免恢复正常饮食后的体重反弹，制订长期计划至关重要。优碳食养长期计划充分借鉴了地中海饮食，包括：有效选择优质碳水化合物，如全谷类（糙米、燕麦、全麦面包等）、豆类及新鲜蔬果，它们富含纤维，有助于稳定血糖水平，提供持久的能量释放，并可促进肠道健康；多吃深海鱼肉、少吃红肉类，多吃初榨植物油、少吃动物油，常吃坚果；等等。

在营养优化方面，我们都知道，人体必需的营养素分为七大类，分别是碳水化合物、脂类、蛋白质、水、矿物质、维生素和膳食纤维。而在优碳食养的营养优化中，需要额外补充的是植物蛋白及胶原蛋白、多种维生素、多种矿物质和多种纤维素。此外，抗氧化剂在燃脂过程中具有重要的保护作用，还有许多药食同源的食物中的活性成分对脏腑有调理作用，也需要额外补充。这些深度的营养优化在本书第二篇第二章第5节中有详细讲解。

那么，优化后的优碳食养在效果、安全性、便利性上有哪些可喜的表现呢？在效果层面，优碳食养凭借其对营养素的精准调配，不仅有效促进了脂肪的分解代谢，还兼顾了肌肉的保持与提升，避免了传统低碳水饮食可能导致的营养不均衡与代谢减缓问题。通过科学配比优质蛋白质、健康脂肪及丰富的维生素与矿物质,该方案能够加速身体向更健康、更轻盈的状态转变,让减重与塑形的过程更加高效而持久。

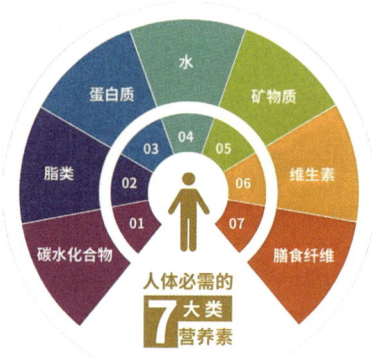

人体必需的七大营养素图

在安全性层面,优碳食养强调自然与平衡,拒绝极端与偏激。它避免了过度限制某一类营养素可能带来的健康风险。通过引入多种天然成分辅助调节身体机能,如膳食纤维促进肠道健康;抗氧化物质抵御自由基损害,确保在享受减重成果的同时,也能维护身体内部的和谐与稳定。

至于便利性的显著提升,则是优碳食养的一大亮点。通过精心设计的营养优化补充方案显著降低了对日常饮食中碳水化合物含量的苛刻要求,这意味着,即使偶尔摄入稍多的碳水化合物,也不必过于担心其对减脂计划的影响。这是因为方案中融入了如 L-阿拉伯糖(又称树胶醛糖、果胶糖)这类能够阻断蔗糖吸收的成分,以及白芸豆提取物等有效减少淀粉吸收的物质,它们如同天然的"卡路里守门员",在享受美食的同时,也守护着体重管理的成果。这种灵活性与包容性,极大地降低了该食养方案的执行难度,让人们在追求健康饮食的道路上不再感到束缚与压力,从而更容易坚持并享受这一过程。

厘清了优碳食养的由来,我们可以更肯定地说,优碳食养不仅是一套高效的体重管理方案,更是一种倡导健康、平衡、便捷生活方式的智慧选择。

3. 优碳食养，贵在坚持

在对优碳食养的原理、效果等进行了初步介绍后，大家肯定会非常关注这种食养理念的具体应用。优碳食养在生活中具体落地执行的时候，分为短期方案和长期方案两个部分。短期方案的目的是在一个相对较短的时间内，对已经因为代谢失衡而出现体重增加，血糖、血脂、血压、尿酸异常的身体进行快速高效的系统性修复，帮助已经代谢失衡的身体重新恢复健康。长期方案的目的是对已经恢复健康的身体进行持久的全方位养护，让身体能够长期处于一个健康平衡的状态。不管是短期方案，还是长期方案，都是很简便的，很容易执行，贵在坚持。

短期方案配合长期方案图

（1）优碳食养的短期强化方案

短期方案的核心是燃脂，内容主要包括低碳水饮食、营养强化和适量运动这三个核心部分。

① 低碳水饮食

执行低碳水饮食的主要目的是降低饮食中碳水化合物的摄入量，进而更好地启动身体的脂肪代谢。因此，食物中碳水化合物的含量是优碳食养最需要关注的。在燃脂阶段，优碳食养要把碳水化合物的每日摄入量控制在 50~100g 之间，对大多数人来说，这是一个相对理想的区间。为了达到这个目标，优碳食养需要限制主食、水果和含糖饮料这三种高糖高淀粉的食物，而其他食物像蛋白类、蔬菜类、坚果类等则没有特别的限制。具体到个人，优碳食养要根据每天监测到的燃脂情况，适当调整碳水摄入量。如果不燃脂或者燃脂水平低，就得进一步降低蔬菜类、蛋白类、坚果类中的碳水摄入量；如果燃脂水平高，就可以适当放宽种类和量，甚至可以增加水果或主食的摄入。

具体来看，碳水化合物的主要来源是主食，主食是人体的主要能量来源，也是一日三餐中最常见且最容易摄入过量的食物，是"碳水大户"，也是需要限制的重点。对高糖高淀粉食物的限制既包括精米、精面及其加工而成的精致碳水化合物类，也包括谷薯、杂豆这类粗粮主食及其加工而成的食品，像粉条、粉丝等，其次是水果和含糖饮料。不过由于个体条件有差异，所以对于高碳水食物，是严格断绝还是少量摄入，需要根据燃脂情况来灵活调整。

蛋白质要适量摄入，如果蛋白质吃得过多，就会对身体造成负担。尤其是肾不好的人摄入过多蛋白质，会通过脱氨基作用从尿中排出过多尿酸、尿素，会增加肾脏负担，对于肾衰的人还会让病情恶化。按照成人每公斤体重每天补充 1~1.2 克蛋白质的标准，一个体重 70 千克的人，每天摄入的蛋白质就是 70×（1~1.2 克），即 70~84 克。蛋白质食物的选择有两个原则：第一是多选低碳水的食物，如鱼、肉、蛋，少选高碳水的食物，如豆制品和奶制品；第二是优选鱼肉海鲜类，次选鸡鸭鹅等禽类的肉和蛋，最后选牛羊肉。

脂肪的摄入量要求也是"适量"，按照《成人肥胖食养指南（2024 年版）》的建议，每人每天烹调油不超过 20~25 克。有的低碳水饮食建议摄入更高的脂肪，优碳食养在实践中发现过高的脂肪摄入并非必需，正常摄入就可以了。但是，建议重视优质脂肪的摄入，可以从坚果种子和植物油中获得，如橄榄油、亚麻籽油、椰子油或其他植物油，尤其是要多摄入不饱和脂肪酸含量多的油脂，它们中含有丰富的必需脂肪酸（Omega-3），又是必须从食物中摄取的，人体不能自行合成的脂肪成分，对维持人体正常新陈代谢和生理功能起着重要作用，而亚麻籽油、紫苏籽油的不饱和脂肪酸含量都很高，所以建议额外补充这部分优质脂肪。此外，还可以每天吃一把果仁，大约30~50克，果仁不仅富含丰富的天然维生素E，可以保护心脏、延缓衰老，还含有大量优质脂肪，可以改善血脂和预防动脉硬化。榛子、核桃、杏仁、腰果被称为"世界四大坚果"，不论从营养成分还是口感上都是坚果中的佼佼者，可以适当多吃，但要注意选择无添加的原味坚果。

蔬菜的选择范围可以更广一些，除了富含淀粉的块茎主食类蔬菜不选外，其余各种绿叶菜及其他低糖类蔬菜都可以选择。如果在实际执行过程中，其他食物的碳水已经控制得很好了，燃脂还不理想，就可以进一步降低蔬菜中碳水化合物的含量，选择低糖蔬菜。

在饮料中，水是首选的的饮料，饮用时可加入柠檬片或一些天然调味料改善口味。适量饮水不仅有助于身体维持其基本活动，还有助于加快身体的代谢速度，有利于减脂和改善代谢。应该注意的是，强化调理期间会产生较多的代谢产物，喝水少不利于代谢物排出，影响燃脂效果；但要是饮用过多的水，有可能会增加肾脏的负担，所以建议适量饮水，每天总饮水量2400毫升为宜，最多不要超过3000毫升。同时，茶和咖啡可以提高人体的代谢率，也可以适当饮用。喝咖啡时首选黑咖啡，喜欢喝拿铁咖啡的人士则要注意其中的含糖量。此外，尽量不要饮酒或饮用酒精性饮料，也不要选择含糖饮料。虽然饮酒对一些人来说不会影响到燃脂，但可能会对肝脏造成伤害，原则上强化调理期间不提倡饮酒，如果因为应酬或特殊节日等原因不得不饮酒，则要注意避免饮酒过量伤肝，而且建议选择碳水含量较低的干红或白酒，控制饮酒量在二两以下。

在烹调方式上也要适当注意。因为有时候虽然选择了适当的食材，但却采用了错误的烹调方式，还是会让我们在无形中摄入过量的碳水，影响了燃脂，甚至破坏了微量元素。所以建议首选凉拌、蒸煮、清炒等烹调方式，减少烘、烤、煎炸，并要注意一些含有"隐形碳水化合物"的佐料，如用大豆、米、小麦制作的酱料和调味品（酱油、醋）、含淀粉的酱料（如甜面酱、黄豆酱、豆

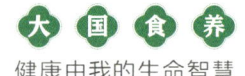

瓣酱）、果酱、蜂蜜、冰糖、红糖等含糖的调味品等，都要注意用量。

启动燃脂的第一步，首先就是控制碳水化合物的摄入，其次才是运动。依据食物碳水化合物排序，结合多年的实践经验，优碳食养将生活中、调理中常见的食材做了分类和优化，以"红黄绿灯食物"来区分，便于大家拿来即用。如下图所示，绿灯食物是每100克食物碳水化合物0~3克的，可以放心吃；黄灯食物是每100克食物碳水化合物3.1~6克的，如果燃脂好，可以适量吃；红灯食物是每100克食物碳水化合物在6.1克以上的，原则上先不吃，但可以根据每个人的燃脂情况灵活增减。水果和主食适当提高了划分标准，让特别爱吃水果或主食的人，在燃脂良好的情况下，可以从黄灯食物中适当选择。由于每个人对碳水的耐受度不一样，同样的食物有些人吃了不影响燃脂，有些人吃了则会有影响，所以需要根据每个人的燃脂情况灵活调整。简单易行的检测燃脂的工具是尿酮试纸，试纸颜色越深表示脂肪分解越多，但试纸并不是颜色越深越好，适中就可以。

蛋白类（每100克碳水化合物含量）

燃脂绿灯 （0~3）	猪肉（0）、牛肉（0）、羊肉（0）、鸡肉（1.3）、鸭肉（0.2）、草鱼（0）、鳜鱼（0）、鲳鱼（0）、生蚝（0）、鱿鱼（0）、鲤鱼（0.5）、鲅鱼（2.2）、河虾（0）、蛤蜊（1.1）、梭子蟹（0.9）、鸡蛋（1.5）
燃脂黄灯 （3.1~6）	带鱼（3.1）、鲫鱼（3.8）、鲈鱼（3.4）、干贝（5.1）、北豆腐（3.8）、千张（5.5）、油豆腐（4.9）、素鸡（4.2）、无糖纯牛奶（4.9）、舒化奶（5.0）、无蔗糖酸奶（5.3）、纯奶酪（3.5）、羊乳（5.4）
燃脂红灯 （6.1以上）	酱鸭（6.3）、豆腐干（9.6）、豆腐皮（12.5）、腐竹（8.1）、酸奶（10.0）、果粒酸奶（14.6）

蔬菜类（每100克碳水化合物含量）

燃脂绿灯（0~3）	小白菜（1.3）、鲜海带（1.6）、油菜心（1.8）、冬瓜（1.9）、香菇（1.9）、生菜（2.0）、绿豆芽（2.1）、莴笋（2.2）、黄瓜（2.4）、芹菜（2.5）、西兰花（2.7）、油菜（2.7）、茼蒿（2.7）、菠菜（2.8）、豌豆苗（2.8）、荠菜（1.5）、韭黄（3.0）、芦笋（3.0）
燃脂黄灯（3.1~6）	大白菜（3.1）、韭菜（3.2）、西葫芦（3.2）、金针菇（3.3）、番茄（3.5）、茄子（3.5）、苦瓜（3.5）、荷兰豆（3.5）、空心菜（3.6）、丝瓜（3.6）、辣椒（3.7）、茭白（4.0）、白萝卜（4.0）、南瓜（4.5）、冬笋（6.0）
燃脂红灯（6.1以上）	毛豆（6.5）、黄豆芽（7.0）、胡萝卜（7.7）、洋葱（8.1）、山药（11.6）、莲藕（15.2）、蚕豆（16.4）、土豆（16.5）、芋头（17.1）、红薯（23.1）

坚果类（每100克碳水化合物含量）

燃脂绿灯（0~3）	核桃（1.8）、松子仁（2.2）、杏仁（2.9）
燃脂黄灯（3.1~6）	南瓜子（3.8）、炒榛子（4.9）、夏威夷果（5.4）
燃脂红灯（6.1以上）	炒瓜籽（12.5）、炒花生仁（21.2）、腰果（30.0）、炒栗子（64.2）

水果类（每100克碳水化合物含量）

燃脂黄灯（13以下）	桃（4.6）、西瓜（5.5）、草莓（6.0）、哈密瓜（7.7）、梨（7.3）、李子（7.8）、菠萝（9.5）、橘子（9.9）、橙子（10.5）、芒果（7.0）、杏（7.8）、枇杷（8.5）、葡萄（9.1）、柚子（9.1）、樱桃（9.9）、火龙果（11.2）、猕猴桃（11.9）、苹果（12.3）
燃脂红灯（13.1以上）	石榴（14.5）、荔枝（16.1）、龙眼（16.2）、柿子（17.1）、香蕉（20.8）、菠萝蜜肉（24.9）、榴莲（25）、鲜枣（28.6）

饮料类（每100克碳水化合物含量）

燃脂绿灯（0~3）	矿泉水（0）、白开水（0）、茶水（0）
燃脂红灯（3.1以上）	脉动（4.8）、奶茶（6.9）、芬达（7.7）、杏仁露（8.1）、雪碧（8.6）、沙棘果汁（8.9）、王老吉（9.1）、柠檬汽水（9.5）、冰红茶（9.7）、冰糖雪梨（11.0）、可乐（11.2）、蜂蜜柚子茶（11.5）、酸梅汤（12.0）、橘子汁（29.6）

主食类（每100克碳水化合物含量）

燃脂黄灯 （13以下）	小米粥（8.4）、大米粥（9.8）
燃脂红灯 （13.1以上）	煮面条（24.2）、米饭（26.0）、馒头（48.3）、油条（50.1）、烙饼（51.0）、薯片（52.0）、小米锅巴（54.6）、大虾片（56.7）、面包（58.6）、萨琪玛（59.5）、蛋糕（67.1）、饼干（71.7）

在饮食管理的过程中，如果我们想要更个性化、更精准化的饮食方案，还可以结合中医的"体质辨识"，结合中医的九大体质养生方法，实施个性化的饮食方案指导（具体见本书第二篇第三章的九种体质食养表）。

针对一些体质偏颇的人群，如果要想在强化调理中充分利用燃脂带来的好处，同时纠正或改善偏颇体质，可以将九种体质食养表和红黄绿灯食物表相结合，选择适合自己吃的绿灯食物，可以支持本能的充分发挥，在很大程度上发挥调理效果的同时，最大限度地预防或延缓疾病的发生。

② **营养强化**

短期方案在燃脂的同时，还要对身体进行系统全面的修复，逆转身体因为长期不健康的生活习惯而积累导致的代谢类问题。在执行短期方案的过程中，在燃脂阶段，身体对营养的需要量要高于日常营养补充的量，这就需要强化营养补足，否则就会影响身体的修复速度，而强化的营养补充可以为细胞的自我修复和功能重建提供丰富的原材料。另外，营养强化还有一个更加重要的作用，就是辅助燃脂，具体来说是配合低碳饮食，为燃脂提供充足辅酶，保证燃脂过程能够安全、高效地进行。否则的话，身体很可能会因为长期低碳饮食而出现各种健康问题。

虽说营养强化背后的技术原理很复杂，但是执行起来却很简单。因为针对短期强化方案，优碳食养在实践中发展出来围绕低碳水饮食做综合营养补充的概念，即通过一份营养补充摄入维生素、矿物质、纤维素、抗氧化剂、药食同源活性成分等多种营养素，从而让低碳水饮食更有效、更安全、更简单、更方便。后面，统一把这种一份多种的营养补充叫作综合营养素。综合营养素往往是随餐代替主食冲水食用，既可以减少主食中的碳水摄入，又不用担心因为断了主食而缺乏主食中碳水以外的各种营养素。

综合营养素起辅助燃脂作用，而真正实现燃脂的是低碳水餐单，也就是说，有没有综合营养素都会燃脂。但没有综合营养素会导致燃脂过程不充分，就像炉子里的煤燃烧不充分会变成一氧化碳，身体里脂肪代谢不充分会变成有机酸，如丙酮酸、乳酸、同型半胱氨酸等，这些有机酸的累积可以对身体造成伤害，所以统称为毒素。毒素沉积在体内会对身体造成两个不利影响：一是身体为了稀释毒素会抓取水分，造成水液潴留，这样虽然燃脂了，但是不减重。二是多余的毒素会毒害身体，造成慢性中毒性损伤，所以优化的低碳技术中最重要的就是通过综合营养素的补充来优化燃脂。

③**适量运动**

整个调理过程中，运动是加分项，因为运动能促进燃脂。短期强化调理方案中对运动的要求是：每天做 2~3 次五行健康操或 2~3 次快走，每次 15 分钟，达到头部和背部微微发热出汗的状态即可，再加上日常其他方式的活动，运动量就足够了；也可以选择其他中等强度的有氧运动，这类运动的特点是强度较低、持续时间长，有助于提高心肺功能和耐力，像游泳、慢跑、爬楼梯、骑车等都属于这一类。

强化调理期间则不建议过量运动，因为过量运动（如每天跑几十公里，或进行大剂量无氧运动）会产生过多的自由基，对身体造成损伤。同时，过量运动会造成身体疲劳，导致产生过多的代谢垃圾，这些垃圾在体内沉积，会抑制脂肪的燃烧，所以要适当控制运动量，以运动后第二天早上起来肌肉不酸痛为度。

体能较差的人，如果达不到上面的运动要求，可以先从 5 分钟开始，逐渐加量；腿脚不便的、无法快走的人，可以做五行健康操、游泳等，但也要达到头部和背部微微发热出汗的状态，每天累计运动时长为 30~45 分钟。

体重超重过多，无法运动或运动不便，导致燃脂不能启动的人，可以通过

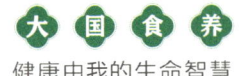

健康由我的生命智慧

上肢运动逐步启动燃脂。另外,中老年人燃脂启动本来就比年轻人慢,再加上之前可能用过很多不健康的减肥方法,导致代谢功能受到影响,燃脂效果不理想。对此,一定要有耐心,要给身体一个恢复的时间。只要沉下心来,严格按照方案执行,就会慢慢启动燃脂,届时体重、体型都会有很大的变化。

此外,根据中医理论,运动养生是通过活动身体来维护健康、增强体质、延长寿命、延缓衰老的方法。中医传统保健项目,如太极拳、八段锦、五禽戏和六字诀等,都是基于中医的阴阳、脏腑、气血、经络等理论,强调意念、呼吸和躯体运动相配合,以达到养生的效果。

④短期方案的执行原则

为了让大家能够更好地落地执行,满足不同人群的健康管理需求,优碳食养短期方案提供了3个落地执行版本,分别是宽松版方案、基础版方案、严格版方案。相对来说,越宽松效果越慢,但要求越低;越严格效果越快,但要求越高。

宽松版方案

执行要点	执行要求	备注
饮食	不吃主食,荤素随意	不测燃脂
营养补充	综合营养素,三餐各一份,随餐	
运动	每天2次15分钟有氧运动(如快走、慢跑、跳操等)	

基础版方案

执行要点	执行要求	备注
饮食	不吃主食、水果和含糖饮料,荤素适量 每餐蛋白类巴掌大小,蔬菜类两个拳头的量(大约两小碗)	测燃脂
营养补充	综合营养素,三餐各一份,随餐	
运动	每天2次15分钟有氧运动(如快走、慢跑、跳操等)	
加餐	饿了就加餐,以下两种任选其一: 综合营养素一份,或蛋白类食物一份(如中等鸡蛋大小)	

严格版方案

执行要点	执行要求	备注
饮食	不吃主食、水果和含糖饮料，荤素定量 每餐蛋白类 80~100 克，蔬菜类 120~240 克	测燃脂
营养补充	综合营养素，三餐各一份，随餐	
运动	每天 3 次 15 分钟有氧运动（如快走、慢跑、跳操等）	
加餐	饿了就加餐，以下两种任选其一： 综合营养素一份，或蛋白类食物一份（如中等鸡蛋大小）	
睡眠	每天晚上 11 点前睡觉	

在实际调理的过程中，方案可以根据自己的实际情况、自己的需求及感受灵活调整。大的原则是，如果想调得快一些，就可以严格一些，尤其是绿灯食品比例高一些，让燃脂强一些；如果想宽松一些，就要接受调得慢一些，燃脂弱一些。

最后要提醒的是，低碳水饮食、营养强化和适量运动这三个核心要素不能割裂，而是要做到有机结合。只有低碳水饮食却没有营养强化，就容易出现营养失衡的问题，如便秘、脱发、口臭、肌肉酸痛、乏力、抽筋等；只有营养强化却没有低碳水饮食，就不会燃烧体内脂肪，不仅没有减肥的效果，血糖、血压和血脂的恢复也会非常缓慢；只有低碳水饮食和营养强化，却没有适量运动，也不利于激活全身细胞，以及"四高"的康复。所以，优碳食养将三者科学地结合起来，这样才能得以改善。

实际短期调理时，一般都建议做"百日筑基"。中医讲"伤筋动骨 100 天"，严重肥胖的"四高"造成的慢性内伤，可以视同于伤筋动骨。身体组织和器官有一定的代谢周期，比如皮肤代谢更新的周期为 28 天，血液中红细胞代谢更新一遍需要 120 天。持续 100 天的调理，意味着身体大部分组织和器官几乎更新了一遍，对陈旧性损伤的修复会更加全面深入。

"百日筑基"很像烧开水的过程。烧水就要一口气烧开，如果烧到烫手了就停下来，以后还要从头来烧。调养身体也是一样的，如果调到感觉良好了就

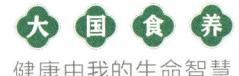

健康由我的生命智慧

停下来,但是身体并没有发生质变,就很容易回到从前,到时候还要从头来调,原来的努力都白费了。因此,"百日筑基"就是为了完成身体的"质变",相当于水烧开沸腾,从中医角度可以理解为气血提升到可以"气化"的水平。

这种气化的能力,会把体内的毒素清理出来。有句俗话叫"人吃五谷杂粮哪能不生病",在日常的饮食生活中,我们身体里面难免会积累一些"毒素",有些是人体内产生的中间代谢产物,有些是外来毒素。一个气血充盈的人是不怕这些"毒素"的。因为气血旺盛,就有能力把毒素冲刷起来运输走,再通过肺和皮肤等器官排泄出来,这就是中医讲的"气血充盈,百病不生"。但是,当气血水平低的时候,就没有这个能力了,毒素就会堵塞经络,阻碍气血流通、不断恶性循环,从而导致亚健康甚至严重的疾病。

因此,优碳食养要通过"百日筑基"把这个能力找回来。实践证明,很多坚持"百日筑基"的人确实发生了很多可喜的变化:脂肪减下来了,身材变好了,"四高"减药甚至摆脱药物依赖了,各种其他慢性病如前列腺炎、附件炎、皮肤病、退化性关节炎、股骨头坏死、神经衰弱、慢性鼻炎等,也都得到了显著改善甚至不治而愈了。众多的事实证明了"百日筑基"的有效性和可行性,也证明了通过"百日筑基"可以塑造长期健康的生活方式。

(2)优碳食养的长期方案

一个人要想保持长期健康,仅仅依靠短期方案还是不够的,因为短期方案的主要作用是把身体现有的代谢类问题通过强化调理集中解决。但是,健康的身体要想持续保持健康,还需要进行长期的维护,这也是优碳食养格外强调长期方案的原因。长期方案其实就是持续践行一种健康的生活方式,我们称之为优碳健康生活(简称优碳生活)。具体执行的时候,就是在生活中以优质碳水化合物(未经过精加工的、完整的碳水化合物)和日常营养补充为基础,配合运动、心理、睡眠等维持健康状态,是一种有效、简单、易行的健康生活方式。

这里需要重点强调的是,长期方案的目的是通过确立正确的生活方式长期维持代谢，终身防止体重反弹和"四高"复发。

长期方案融合中西，是在"地中海饮食"的基础上优化而成的，执行要点也有3个，分别是优质碳水饮食、日常营养补充和适量运动并持之以恒。

① **优质碳水饮食**

优质碳水化合物与劣质碳水化合物的主要区别在于它们的营养成分、消化速度以及对健康的影响。

优质碳水化合物在含有碳水的同时，通常富含膳食纤维、维生素、矿物质和抗氧化物质，如全谷物（粗粮、杂粮）、蔬菜、水果和豆类等。它们的消化吸收速度慢，餐后血糖冲击小，血糖指数较低。

劣质碳水化合物在含糖高的同时，通常缺乏膳食纤维、维生素、矿物质和抗氧化物质。这些食物热量高，消化吸收快，血糖指数偏高，容易反复诱发炎症反应，加剧肥胖、加速衰老，增加各种代谢性疾病的风险。

劣质碳水主要是指经过精加工后的细粮，包括白米、白面，以及用白米白面加工而成的米线、面条、馒头、包子、油条、大饼、面包、汉堡、糕点、饼干等，也包括蔗糖、含糖饮料、薯片（条）、糖果、冰激凌等。

简单地说，优质碳水饮食主要建议大家少吃细粮，多吃粗粮、杂粮，做好粗细搭配。

原因在前面也提到过，谷物经过精细加工后会损失大量营养，特别是膳食纤维、B族维生素、矿物质等损失较多，而且细粮血糖指数高，如果吃得太多容易引起餐后血糖冲击和过多自由基氧化毛细血管，造成细胞发炎，进而诱发肥胖、"四高"等一系列代谢类问题。所以长期方案倡导低血糖指数饮食，让餐后血糖缓慢升高，可以避免反复血糖冲击对身体造成的累积伤害。

打个比方，吃粗粮、杂粮好像是炉子烧木柴，热量释放得缓慢、持续且安全。吃细粮则好像是往炉子里倒汽油，热量释放得猛烈、短暂又危险。倒汽油喷出的火星会烧坏地板、墙纸、桌椅，乃至全屋家具，造成房间加速老化。而吃细粮带来的餐后血糖冲击和随之而来的大量自由基（氧化性的原子和原子团），就

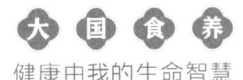

会氧化损伤线粒体、细胞膜、毛细血管壁，乃至整个代谢系统，造成人体代谢功能加速衰老退化。这就是高升糖比高糖更可怕的原因，高糖会导致肥胖，而高升糖会造成易胖体质。因此，优碳食养长期计划头等看重的是优质碳水饮食。

② **日常营养补充**

人体细胞的再生更新，各个组织器官的正常运转，身体机能的正常运行，都离不开营养的支持。想要补充营养的话，从食物中获取人体所需的各种营养是最优的选择，但是由于现代人普遍工作忙碌、压力大、应酬多，再加上食物质量下降、环境污染等各种因素，导致很难单纯依靠日常饮食实现丰富、充足、均衡的营养。

因此，在执行长期方案的过程中，优碳食养建议大家结合自身的情况，额外补充综合营养素，作为日常的营养补充。

③ **适量运动并持之以恒**

在世界卫生组织发布的《关于身体活动和久坐行为指南》中，对于常年久坐的成年人提出了一条非常重要的运动建议："用任何强度的运动代替久坐，都有好处。"

所以，建议大家养成长期跳五行健康操的习惯，每天跳上30分钟。当然，也可以根据自己的情况选择快走、慢跑、游泳、高尔夫、八段锦等。总的运动原则是尽量保证每天30分钟左右的中等强度的有氧运动，最少也要两天运动一次。

在这三点之外，还有一个方法，那就是每周做一天短期强化。可能有的人会对此产生疑问，觉得自己已经能够坚持三个习惯了，为什么还要这么"折腾"呢？的确，优碳食养的实践证明，大部分能坚持前面三个习惯的人是不需要这个方法的。当一个人对健康的认知到一定程度的时候，他会愿意去践行以上三种健康的生活方式。而如果一个人可以把这三个习惯，贯彻融入日常生活之中，那么这个人就开始真正践行健康的生活方式，开始真正走上长期健康之路了。

优碳食养额外增加这个方法，主要是为一些生活中干扰比较多、难以坚持正确的生活方式、自律性相对差一些的人提供的补救措施。毕竟，人非圣贤，生活方式总会受到这样那样的干扰，三个习惯有时不能完全贯彻。所以，我们要用每周一天的强化进行弥补，目的是把长期积累的营养失衡等问题分成小块去处理掉。

总结一下，优碳食养短期方案的饮食核心要点是低碳水饮食＋营养强化＋适量运动，而长期方案的核心要点是优质碳水饮食＋日常营养补充＋适量运动并持之以恒。如果说短期方案是形成习惯的过程，那么长期方案就是巩固习惯，习惯成自然的过程。短期方案加长期方案可以实现"正本清源"，其中短期方案起"正本"的作用——恢复人体自身功能，减少甚至摆脱药物依赖；长期方案起"清源"的作用——确立正确的生活方式，消除发病原因。

从效果上来看，如果说短期方案能够达到"百日筑基"的效果，那长期方案就可以产生"千日逆龄"。"千日"差不多是三年的时间，也就是通过短期方案的调理，代谢功能恢复正常后，仍然要长期践行健康的生活方式，那么在几年后就会有非常可喜的变化。为了证实这一点，优碳食养曾经跟踪过 280 位研究对象，平均每人跟踪了 732 天，就是想看一看代谢功能恢复正常后，靠正确的生活方式能不能保证不反弹、不复发。而跟踪结果证明了最初的设想——长期坚持优碳食养的方案，可以显著改善身体的健康状况，防止体重反弹和"四高"复发，延缓衰老过程，让人保持年轻。优碳食养也衷心地希望，大家能把"千日逆龄"作为一种追求，鼓励自己保持积极的心态和健康的生活方式，让生命之树常青。

4. 优碳食养的多样场景

食养已成为时代的必然选择，而优碳食养则是顺应这一潮流，应运而生的先进、科学的食养实践方式。它不仅是时代对健康促进的迫切需求，更是对生命本能尊重与照顾的智慧体现。那么，我们可以在怎样的场景下应用优碳食养

健康由我的生命智慧

来改善身体，维持健康呢？下面，我们介绍一些适合实践优碳食养理念的场景。

（1）不同生活场景的应用

① 如何挑选健康好食材

选对当季食材。当季食材在自然环境下生长，顺应时节成熟，营养成分往往更丰富。例如，夏季的西红柿，光照充足，不仅口感酸甜可口，而且番茄红素含量高；冬季的萝卜经过低温成长，维生素和矿物质含量相对较高。

多样食材搭配。在菜市场挑选时，要考虑食物的多样性。中国营养学会建议每天应吃 12 种食物，每周至少 25 种食物。所以在购买食材时就要注意多选择一些品种，蔬菜最好涵盖叶菜、根茎、茄果等类别；肉类兼顾红肉、白肉、鱼虾等海产品。

注重食材新鲜度。新鲜的食材营养流失少，蔬菜要选叶子翠绿、无黄叶烂叶，根部湿润的；肉类要选色泽正常、有弹性、无异味的；水果要挑表皮光滑、无软烂的。比如，新鲜的菠菜，维生素和矿物质含量远高于存放多日的菠菜，口感也更鲜嫩。

注意主食的选择。秉持多粗少细原则，能为健康加分不少。应多购买粗杂粮，如燕麦、糙米、玉米、红薯等，减少购买精细米面，如白米、白面等。建议将一半的精细主食替换为粗粮，如可以将早餐的白米粥换成燕麦粥；午餐的白米饭搭配上红薯、玉米；晚餐的面条可以用全麦面条替代；等等。

② 如何做出既健康又美味的食物

合理选择烹饪方式。清蒸、白灼能最大限度地保留食材的营养成分。以清蒸鱼为例，在蒸汽环境下，鱼的蛋白质、维生素等营养物质不易流失，而且清蒸的方式用油少，符合健康饮食原则。快炒可锁住营养，像炒青菜，大火快炒能在短时间内让蔬菜断生，减少维生素 C 等水溶性维生素的流失，比如炒西兰花，迅速翻炒，既能保持西兰花的翠绿色泽和脆嫩口感，又能保留其丰富的营养。避免过度油炸，油炸会使食物吸收大量油脂，不仅热量飙升，还会破坏食材中的营养成分。例如薯条，经过油炸后，土豆中的维生素大量损失，还增加了不健康的反式脂肪酸。

控制调料用量。过量的盐摄入与高血压等疾病相关，生抽、蚝油、味精中也含有丰富的钠元素。烹饪时应减少这类调味品的用量，吃得口味越重，味觉越不敏感；吃得口味清淡些，刚开始可能觉得无味，时间长了味觉会越来越敏感，反而不喜欢吃重口味的食物了。过多的糖摄入会导致血糖波动、肥胖等问题，在烹饪中，除非必要的甜点制作，日常菜品应尽量不用糖。

巧用食材搭配。荤素搭配：将肉类与蔬菜搭配烹饪，如青椒炒肉丝，既能提高蛋白质的利用率，又能让营养更均衡。同时，蔬菜中的膳食纤维还能促进肠道蠕动，帮助消化肉类。营养互补搭配：有些食材搭配能实现营养互补。比如，大米与豆类一起煮成粥，大米缺乏的赖氨酸能从豆类中得到补充，提高了豆类蛋白质的吸收率。

③ 影响健康的饮食小习惯

合理安排进食顺序。先吃蔬菜，再吃蛋白质类食物，最后吃主食。蔬菜中的膳食纤维不仅能增加饱腹感，减少主食和肉类的过量摄入，而且先吃蔬菜能促进消化液分泌，有利于后续食物的消化吸收。如果喜欢吃水果的话，应放到餐前吃。

注重饮食平衡。吃饭时最好不要挑食，各类食物都要均衡摄入，比如每日饮食应涵盖碳水化合物、蛋白质、脂肪、维生素、矿物质和膳食纤维等各类营养素，不能因偏好而过度摄入某类食物，忽视其他营养需求。建议每餐搭配：一巴掌蛋白食物＋两拳头蔬菜＋一拳头主食。一天中既有富含碳水的各种粗杂粮，又有富含蛋白质的鸡蛋、牛奶、瘦肉，再搭配各类蔬菜和水果补充维生素与膳食纤维，确保身体各项机能都能得到充足的营养支持。

细嚼慢咽，充分咀嚼食物有助于消化吸收。细嚼慢咽能让食物与唾液充分混合，初步消化食物，减轻胃肠负担。以吃玉米为例，细细咀嚼，不仅能更好地感受其香甜，还能让营养成分更易被身体吸收。

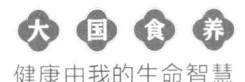

健康由我的生命智慧

饮食适量，每餐吃到七八分饱即可。避免暴饮暴食，既能减轻胃肠负担，又有助于控制体重。例如晚餐，吃早一点，少吃一些，避免因摄入过多热量而导致脂肪堆积，又不易进入睡眠状态。

④ 总是忍不住想吃零食怎么办

人之所以会吃很多零食，跟饥饿、压力、习惯或情绪等因素有关。一方面，人在心理上对食物存在渴望，渴望继而诱发食物成瘾；另一方面，这是工业化进程和市场化逐利给人类带来的问题，并不是我们个人控制力差的问题。

a. 要解决饥饿问题

规律饮食：按时吃早餐、午餐和晚餐，保证每餐的营养均衡，避免因饥饿感而想吃零食。

选择健康零食：如果确实饿了，可以选择一些健康的零食，如新鲜水果、坚果、酸奶、全麦面包等，这些食物可以提供营养，同时也有一定的饱腹感。

给大家一些实用的方法，给家里的零食贴上标签，比如红色标签：高糖高脂及所有含糖饮料，不要选不要碰。

绿色标签：每天都可吃，注意适量，可备足绿色零食。

黄色标签：偶尔吃，1周不超过2次，如杂粮饼干、麻辣鸭脖、调味酸奶、果汁等。

贴好分类标签后，通过训练逐渐建立对零食的条件反射，在吃的时候心里就有了概念和判断。

b. 要控制分量

即使是健康的零食，也要注意控制摄入量，避免摄入过多的热量。

c. 应对压力和情绪

找到替代活动：当想吃零食时，可以尝试做一些其他活动来转移注意力，如散步、听音乐、阅读、做手工等。

管理压力：学习一些压力管理技巧，如深呼吸、冥想、瑜伽等，帮助缓解压力，减少因压力而吃零食的冲动。

情绪调节：了解自己的情绪变化，当情绪低落或焦虑时，可以尝试与朋友聊天、写日记等方式来调节情绪，而不是通过吃零食来寻求安慰。

d. 改变习惯

减少诱惑：尽量不要在家中或工作场所存放过多的零食，减少看到零食的机会。

设定目标：为自己设定减少吃零食的目标，并制订相应的计划和奖励机制，逐步改变吃零食的习惯。

建立新的习惯：用一些更健康的行为来替代吃零食的习惯，如每天喝足够的水、进行适量的运动等。

e. 增强自我控制

自我提醒：在想吃零食时，提醒自己吃零食的潜在危害，如增加体重、影响健康等。

寻求支持：告诉家人或朋友自己的目标，让他们帮助监督和鼓励自己减少吃零食的行为。

逐步减少：不要一开始就完全禁止吃零食，可以逐步减少吃零食的频率和数量，让自己慢慢适应。

⑤ **经常吃外卖的人如何吃出健康**

点外卖时，可以通过以下方法来吃得更健康。

a. 选择健康商家和菜品

选择正规商家：选择有良好口碑、卫生条件合格、配送时间短的正规外卖商家。

优选烹饪方式：尽量选择蒸、煮、炖、烤等烹饪方式制作的菜品，避免油炸和重口味的菜品。

选择低油低盐的菜品：点餐时可在备注里要求商家少放盐、油、糖。

选择健康套餐：如健身人士的轻食沙拉套餐，一般包含"粗粮主食+蔬菜+肉类"，食物更加多样化。

健康由我的生命智慧

b. 品种尽量丰富，注意营养搭配

优先选择食物种类较多的外卖，注意荤素搭配、粗细搭配、食物颜色深浅搭配。例如，选择包含蔬菜、全谷物和优质蛋白的外卖。在这里，再给大家推荐两种出门在外健康的吃法。

第一选择是火锅，吃火锅时可以采取以下方法来吃得更健康。

选择健康的汤底：优先选择清淡汤底，如清汤锅、菌菇锅、番茄锅等，少选高汤（嘌呤高、脂肪高）和牛油麻辣（热量高、高盐）锅底。

合理搭配食材：荤素搭配，保证营养均衡。建议荤素比例为1:2或1:3，即一份肉类搭配两份或三份蔬菜。同时，再搭配一些主食，可以选择一些粗粮，如玉米、红薯、土豆等，或者适量的面条、米饭等。

选择健康的蘸料：少用高油高盐蘸料，如麻酱、沙茶酱、麻辣酱等，可以少取一些，再放些热水稀释一下。可自制低热量蘸料，平时口淡的食客可以试试油醋汁，再放点葱花、蒜泥、香菜。

第二选择是沙拉，一种健康、营养均衡的饮食选择，但如何吃得更健康，以下是一些建议。

蔬菜选择：选择新鲜、多样的蔬菜，如菠菜、生菜、西红柿、黄瓜、胡萝卜、甜椒等，它们富含维生素、矿物质和膳食纤维。同时，注意蔬菜的颜色搭配，不同颜色的蔬菜含有不同的营养素。

水果选择：适量添加一些水果，如苹果、葡萄、草莓、鳄梨等，可以增加沙拉的口感和营养，但要注意控制水果的分量，因为水果中含有糖分。

蛋白质来源：选择优质蛋白质，如煮熟的鸡蛋、鸡胸肉、豆腐、虾仁、金枪鱼等，它们可以提供身体所需的氨基酸。

健康脂肪：适量添加一些健康的脂肪来源，如坚果、种子（如亚麻籽、南瓜籽）、橄榄油等，它们含有不饱和脂肪酸，对心血管健康有益。

搭配主食：沙拉可以作为主食，也可以作为配菜。如果作为主食，可以适量添加一些全谷物（如糙米、燕麦、藜麦等）来增加饱腹感和营养；也可以将沙拉与其他健康食物搭配食用，如搭配一些烤鱼、烤鸡等，以增加蛋白质的摄入和口感的多样性。

控制沙拉酱的使用：沙拉酱通常热量较高，我们应选择低脂沙拉酱，可以减少热量的摄入。当然，也可以自制沙拉酱，如用橄榄油、柠檬汁、醋、蜂蜜、香草等自制低热量的沙拉酱。

控制饮食量：外卖主食大多都是精米白面，量一般不会少，建议点的时候不要点太多。

自备健康小零食：可以在办公室备一些全谷物食品、坚果、水果等健康食物，作为外卖的补充。

最好不要吃夜宵：为了保持消化系统健康、维持正常的代谢功能、提高睡眠质量以及降低各种健康风险，建议尽量避免吃夜宵。如果确实需要在晚上进食，可以选择一些容易消化、营养均衡的食物，并尽量在睡前 2~3 小时进食完毕。

⑥ 生活作息不规律怎么办

生活作息不规律会打乱昼夜生物钟。生物钟在葡萄糖和脂类代谢中，起着至关重要的作用，它会引起激素水平的循环变化。褪黑素、皮质醇等激素的产生，取决于中枢神经系统针对光照—黑暗变化进行的节律性活动，而其他一些营养敏感激素，比如胰岛素、瘦素等，则在这个昼夜节律的基础上振荡。

为了减少作息不规律带来的影响，我们可以主动建立进食的合理节奏。反过来，保持体内的各种代谢激素的平衡，这样就可以尽量避免作息不规律导致的增重问题。

合理饮食：保持饮食的均衡和健康，避免过多摄入刺激性食物，如咖啡、浓茶、辛辣食物等，这些可能会影响睡眠；可以适当食用一些有助于睡眠的食物，如牛奶、香蕉、燕麦等。

按时进食：尽量按时吃饭，避免暴饮暴食、吃饭时间不固定等，保持饮食的规律性。

（2）特殊场景的应用

① 大吃大喝后怎么补救

大吃大喝后，可能会给身体带来负担，可以采取以下补救措施。

调整饮食：大吃大喝后，在接下来的几天内，要调整饮食结构，多吃高蛋白、低碳水、富含维生素和矿物质的食物，也可选择一些容易消化的食物，如鱼类、贝壳类海鲜、豆类。

多喝水：多喝水可以帮助身体排出多余的盐分和废物，缓解水肿和消化不良。

适量运动：适当进行一些轻量级的运动，如散步、慢跑等，促进肠胃蠕动，帮助消化，帮助身体消耗多余的能量。

放松心态：不要因为大吃大喝后体重增加而过于焦虑，保持良好的心态，正常饮食和运动，体重会逐渐恢复。

补充营养素：适当补充维生素和矿物质，帮助身体恢复平衡；或者用优碳食养短期方案调理一两天，即可降低身体代谢负担，给健康加分。

② 经常出差的人应该怎么办

出差时，饮食和作息可能不规律，可以采取以下措施。

选择健康食物：尽量选择低热量、低盐分和低脂肪的食物，如新鲜蔬菜、水果、粗粮和蛋白质；可以优先选择低升糖指数、高纤维的食物，如全谷物、豆类等，避免高糖、高脂肪的快餐。

携带便携食品或健康小零食：注意补充维生素和矿物质，可以选择一些健康的小零食，如坚果、低糖水果或优碳食养推荐的营养补充品，以备不时之需。

保持规律饮食，合理安排饮食时间：由于出差时可能时间不规律，建议调整饮食时间，尽量保持三餐定时，避免饥饿或暴饮暴食；可以采取少量多餐的方式，每餐吃到七分饱。

出差回来后，也可以用优碳食养短期方案调理一两天来重塑代谢，帮助身体恢复。

③ 经常应酬应该怎么吃

在应酬场合，面对可能的高热量食物和酒精，可以采取以下措施。

餐前小食：在应酬前可以吃一些热量不高的小食，如花生米、黄瓜等，增加饱腹感，避免过度进食肥腻食物。

选择健康菜品：尽量选择低脂肪、高蛋白的菜品，如清蒸鱼、豆腐等。同时，可以多吃蔬菜，减少高热量食物的摄入，比如油炸食品和高脂肪的肉类。

适量饮酒：应酬中难免会饮酒，建议适量饮用，避免过量；可以选择低度酒，如啤酒或红酒，并注意控制饮酒量。

餐后调理补救：应酬后可以适当吃一些清淡的食物，如水果、蔬菜汤等，或者用优碳食养短期方案调理一两天，帮助身体恢复。

④ 应酬喝大酒后怎么补救

通过合理的饮食调整和生活方式的改善，可以有效减轻酒后不适，促进身体的恢复。

a. 酒后短期补救

补充水分：酒精会导致身体脱水，多喝水可以帮助补充体内水分，促进酒精通过尿液排出。但不要喝茶，尤其是浓茶，茶叶中的茶碱会刺激心脏、加速心跳，与酒精对神经系统的兴奋作用类似，会对心脏造成负担。

休息：休息是关键，充足的睡眠能让身体得到充分的恢复，缓解酒后疲劳。如果醉酒者不省人事但仍有呼吸，不要让其自然入睡，要陪在身边，每隔2小时叫醒一次，喂一点白开水。

饮食调整：选择易消化食物，如面条、小米粥等，这些食物可以减轻胃肠道的负担。富含维生素的食物，多摄入富含维生素B族和维生素C的食物，如绿叶蔬菜、水果等，有助于加速酒精代谢。高蛋白食物，如鸡蛋、豆腐、鱼肉等，有助于修复酒精对肝脏的损害。水果，如葡萄、西瓜、香蕉等，它们含有丰富的水分和果糖，可以帮助补充水分、促进酒精代谢。

健康由我的生命智慧

避免剧烈运动和洗澡：酒后人体交感神经会异常兴奋，此时进行剧烈运动会让心率加快跳动，引起血压增高，大大增加心脑血管的意外风险；洗澡容易导致热气无法散发，加重醉态，热水澡还容易刺激肝脏。

适当活动：如果意识足够清醒，可以适当做一些身体活动，如散步、慢跑等，通过出汗来加速酒精代谢。

b. 长期调理

补充维生素：长期大量饮酒可能会导致维生素 B_6 及维生素 D 的缺乏，可以适当补充维生素来改善身体状况。

保护肝脏：酒精主要通过肝脏代谢，长期饮酒对肝脏有较大损害，可以适当食用一些对肝脏有益的食物，如富含卵磷脂的食物，卵磷脂可以有效预防肝硬化、脂肪肝、酒精性肝损伤等。

⑤ 如果总少不了熬夜，怎么补救

a. 作息调整

补充睡眠：熬夜后要尽量补觉，可以在之后的几天里保持较长的睡眠时间，但避免一次性睡太久，以免影响正常的作息。此外，如果熬夜时间不长，可以采取上午或者中午以打盹的方式补觉。

规律作息：即使前一晚熬夜，建议第二天仍按时起床，午睡片刻（15~30分钟）对于缓解疲劳十分有效。

b. 饮食调理

早餐要吃好：熬夜次日的早餐以高蛋白、营养丰富的食品为佳，如鸡蛋、豆制品、酸奶等，以提供充足的能量。

合理搭配午餐：午餐应吃得更加健康，不要摄入过多的卡路里和糖分。

两餐之间补充：可以吃一些富含蛋白质和维生素的坚果或水果来消除疲劳、提供能量。

多喝水：熬夜容易导致身体缺水，要补充足够的水分，可以多喝温水或淡茶。

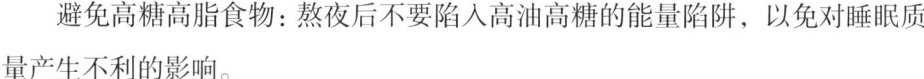

避免高糖高脂食物：熬夜后不要陷入高油高糖的能量陷阱，以免对睡眠质量产生不利的影响。

c. 适量运动

适当的运动可以帮助身体恢复活力，促进血液循环，提高身体的免疫力，如慢跑、跳绳、拉伸等。但熬夜之后，不建议做剧烈运动。

d. 放松身心

洗个热水澡：熬夜后洗个热水澡有助于促进血液循环并调整心情，使精神更加饱满。

放松心情：可以通过听音乐、冥想、瑜伽等方式来放松身心，缓解压力。

限制咖啡因摄入：虽然适量的咖啡因可以兴奋中枢、缓解疲劳，但过量摄入会导致焦虑、易怒、疲乏，反而不利于精神恢复。

e. 其他方法

补充维生素：熬夜会使身体的代谢加速，可能导致某些营养成分的缺失，适量补充维生素 B 族、维生素 C 以及锌等微量元素，可以帮助提高免疫力，减轻疲劳感。

避免再次熬夜：尽量保持规律的作息时间，避免频繁熬夜。

⑥ 不爱运动或没有时间运动怎么办

为了更好地养成运动的好习惯，可以尝试以下这些小方法。

设定一个明确的目标：为自己设定一个具体、可实现的运动目标，如每天散步 30 分钟、每天跳 15 分钟的健康操等，因为目标越明确越有助于完成。

选择自己喜欢的运动方式：生活中可以尝试不同的运动项目，找到自己喜欢的运动方式，如瑜伽、游泳、骑自行车等，因为只有喜欢才能更持久。

制订合理的运动计划：制订一个合适的运动计划，包括运动时间、内容和强度，确保计划不过于繁重，因为目标太大反而更不容易完成。

寻找同伴：与朋友或家人一起运动，互相鼓励和监督，增加运动的乐趣和动力。

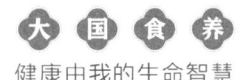
健康由我的生命智慧

记录进展：记录自己的运动进展，如体重变化、运动时间等，这有助于看到成果，增强信心。

逐步增加难度：随着身体的适应，逐步增加运动难度和时间，以保持挑战性和兴趣。

奖励自己：达到运动目标后，给自己一些奖励，如购买喜欢的物品或享受一顿美食，这有助于保持积极性。

把运动生活化：运动其实不需要单独拿出一整块的时间，在生活中我们可以有意识地创造一些小场景，提高自己的活动量。比如，提前一站下地铁、让快递员把快递放到快递站、出门去超市买菜、养一个宠物、提前几个楼层下电梯、办公桌前不要放垃圾桶、多喝几口水增加去厕所的次数、定个闹铃每工作一个小时站起来活动活动等。

第二章　优碳食养，带你享受健康生活

对于渴望拥有健康体态的人来说，优碳食养能够成为减脂增肌、塑造理想身材的得力助手。通过合理的营养搭配，我们无须忍受刻意节食之苦，也不必承受过度运动之累，便能逐渐拥有令人羡慕的体形。

对于深受"四高"困扰的人群，优碳食养则会化身为贴心的健康顾问，能够帮助我们逆转胰岛素抵抗，降低血糖、血压、血脂和尿酸水平，让身体逐渐恢复到健康状态，帮我们重新找回那份久违的轻松与自在。

当然，优碳食养的魅力远不止于此。它还能带来全面的健康转变，不管是提升精力、改善社会功能、改善生理机能，还是改善整体健康状况，它都能取得显著的效果。这些变化让我们更加确信，优碳是个人追求健康生活的明智选择。

不仅如此，优碳食养既全面继承了低碳技术的精髓，又系统解决并优化了其不足之处，在安全性、有效性、个性化方面提供了更为坚实的保障。通过持续的实践和调整，优碳食养将引领我们不断攀登健康的高峰，享受健康生活的快乐滋味。

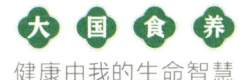
健康由我的生命智慧

1. 瘦身新招：减脂增肌，轻松拥有好身材

了解了优碳食养的基本原理、实施方案后，大家可能会对这种技术的实际应用效果产生好奇，这也是优碳食养在长期研究中重点关注的问题。毕竟，想要判断一项技术好不好、是否先进，就必须用实打实的效果来"说话"，所以优碳食养团队专门启动了一系列基于真实场景的实践研究，收集大量数据，并在此基础上进行专业的汇总分析，发现优碳食养在几个方面的应用效果特别突出。

首先，优碳食养掀开了瘦身领域的新篇章，其减脂增肌的效果令人十分惊喜。这里我们要强调减肥不等于减重，单纯地减少体重是个误区。减肥真正减的是身上的脂肪，正是多余的脂肪让我们看起来臃肿松垮，还带来了极大的健康隐患。而优碳食养能够针对人体多余脂肪进行快速、安全、持续"燃脂"，并能够达到增肌效果，从而实现塑造美好体形的目的。

来自杭州的丁先生一直因体形肥胖苦恼不已，他的体重超过了160斤，腰围103厘米，甚至比六七个月的孕妇腰围还粗。他曾经尝试过"少吃多运动"的方法，坚持了一段时间，承受了很大的身心压力，但减肥效果不明显。后来体检发现，他的多项指标都不符合标准，健康问题也让他十分焦虑。

在朋友的推荐下，丁先生尝试了优碳食养，先按42天的短期计划进行减脂。其间，他严格按照要求，每天吃鱼、肉、豆腐及蔬菜等，晚饭后散步助消化。到第28天的时候，成功减去大量脂肪，体重下降了20斤。更神奇的是，他睡觉时鼾声如雷的情况也消失了。随后的体检结果也让他十分惊喜，除了还有轻度脂肪肝外，其他的异常指标都消失了。随后，他进行优碳的长期食养计划，困扰他多年的脂肪肝也消失，指标转为正常。而且在食养调理后，他整个人因为睡眠好、精神好、形象好而变得轻松自在。

丁先生就是优碳食养减脂带来减重效果的典型案例，但也有一些案例是体重没有减轻多少，但体形却越来越健康优美。以前看上去显得臃肿的腰部、臀部、大腿、腹部和上臂都缩小了围度，肩背变薄，还能隐隐看到肌肉线条。这就是优碳食养发挥的减脂＋增肌效果——体积大的脂肪减少，代之以更有质量的肌肉，所以整个人看上去就更加苗条、健康，有活力。

上述案例还属于小样本，说服力可能还不够。但前面提到的历时 3 年完成的专业慢性病研究项目——"千人学术计划"中，优碳食养的研究结果就更有说服力了。"千人学术计划"以其中的 454 例为观察对象（其中男性 182 例，女性 272 例，平均年龄 46.57 岁），进行了 42 天的优碳食养干预调理，结果他们的血压、体重、腰围、空腹血糖、总胆固醇、甘油三酯、尿酸等指标均明显下降，和干预前相比差异明显。其中，男性体重平均下降 7.5 千克，大基数最高减重 38.1 千克，男性腰围平均减少 6.89 厘米，大基数最高减少 31.4 厘米；女性体重平均下降 5.9 千克，大基数最高下降 36.6 千克，女性腰围平均减少 6.16 厘米，大基数最高减少 27 厘米。

更让人惊喜的是，与低碳技术（平均干预时间 6 个月）相比，基于优碳食养的干预调理方案用于体重管理，只经过短短的 42 天（6 周），不仅减重效果更明显（平均减重 10 千克），而且不分男女，腰围的减少也非常显著。

这充分说明，与低碳技术相比，优碳食养在减脂增肌层面的优化成果更为显著。优碳食养在低碳技术的基础上进行了全面优化升级，因此才有"青出于蓝而胜于蓝"的效果。

其次，优碳食养在应用过程中，不但优化碳水化合物的摄入，还结合了其他营养素的均衡搭配，特别是补充适量优质蛋白。一般是每千克体重增加 1~1.2 克蛋白质，比如体重为 70 千克，要增加的蛋白质是 70×（1~1.2）克，也就是 70~84 克，可通过肉类、鸡蛋、无糖酸奶等食物来补充，使总的蛋白质摄入量能够达到这个要求，以保证基础蛋白充足。

不过，只有基础蛋白还不够，还需要补充胶原蛋白，才能让皮肤紧致而富

有弹性,并减少皱纹,预防老化。鱼皮是提取胶原蛋白肽的优质来源之一,特别是深海鱼皮,如鳕鱼皮等。通过酶解技术,可以将大分子的胶原蛋白分解成小分子的胶原蛋白肽,这种小分子肽更容易被人体吸收和利用,每天大约摄入3克,可以帮助紧致皮肤,还有助于提升胸部和臀部的紧致度。

此外,还需要补充弹性蛋白,与胶原蛋白主要关注视觉上的紧致不同,弹性蛋白更注重触感的弹性。它能够使皮肤在触摸时更加有弹性,从而提升肌肤的整体质感。

为了更加直观地理解这三种蛋白的作用,我们可举一个简单易懂的例子,即把人体比作沙发,基础蛋白相当于沙发的木头框架,包括木架、沙发腿、底座、靠背等,为身体提供基本的结构和支撑。它决定了体形的基础框架,无论高矮胖瘦,都受基础蛋白的构成影响。胶原蛋白相当于沙发里填充的软物(如棉花、人造棉、泡沫等),能够给予皮肤和组织紧致感,使其外观看起来饱满、光滑,胶原蛋白的充足与否直接影响皮肤的紧致度和皱纹的深浅。弹性蛋白相当于什么呢?相当于沙发中的钢丝,它决定了皮肤在受压后能否迅速恢复原状,能够赋予皮肤弹性和活力。

为了达到较好的塑形效果,三种蛋白的协同作用不可忽视。当然,补充蛋白质也要在优化的低碳水饮食技术的基础上进行,简单来说就是减脂加上增肌,饮食搭配充足的蛋白质摄入,较低的碳水化合物摄入配合适当的微量元素的营养补充,才能一边把脂肪燃烧掉,一边把蛋白给补充上,然后通过蛋白的补充加速脂肪的燃烧,从而在减脂增肌的同时带来好身材。

2. "四高"克星:助你逆转"胰岛素抵抗"

优碳食养的效果还体现在改善"胰岛素抵抗"上。我们知道,胰岛素抵抗是慢性代谢性疾病发生的基础,那我们如何知道自己是否有胰岛素抵抗,抵抗的程度又怎样呢？这里有一个简单的方法，就是中度以上肥胖的人可以去检测空腹血糖（FPG）和空腹胰岛素（FINS）水平，从而了解自己"胰岛素抵抗指数"的情况。此外，优碳食养在执行前，也会建议对象先接受这样的检测再接受调理。

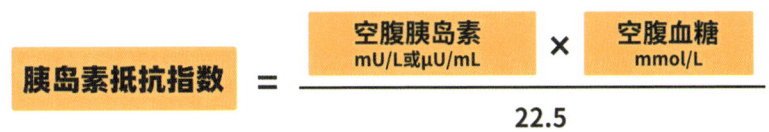

胰岛素抵抗指数计算公式

具体来看，我们可以用胰岛素抵抗指数公式来计算。一般来说，指数小于2.69，属于正常水平，但要是远远高于正常数值，就说明已经发生了严重的胰岛素抵抗。这时候该怎么做呢？在过去很长的一段时间里，对于这个问题并没有有效的解决方案。优碳食养在探索阶段，也曾试图从前人的研究成果中汲取经验，结果发现，这方面的研究几乎是个"空白地带"，哪怕是对胰岛素抵抗可逆转的案例报道都是少之又少。

既然"借鉴"的捷径无法走通，就只能边摸索边前进。在优碳食养的实际应用中，真实而具体的案例展示了胰岛素抵抗逆转改善的普遍性，为血糖管理带来了新的突破。

来自北京的张女士71岁，患糖尿病已30多年，为控制血糖，曾一天打过103个单位的胰岛素。在接受优碳食养调理前，她一般需打77个单位的胰岛素，还需要服用降糖药。张女士曾去协和医院就诊，医生告诉她，她已经产生胰岛素抵抗，只能通过打针、吃降糖药来控制症状，这让她十分绝望。

后来，张女士参加了优碳食养的健康管理训练营，通过60天的调整，血糖有了明显变化。目前，她已停止口服降糖药，只打19个单位的胰岛素就能把血糖控制在5.2mmol/L，这让她十分惊喜。

在"千人学术计划"中，优碳食养在改善胰岛素抵抗方面的效果得到了

健康由我的生命智慧

进一步的证明。在干预组 691 人中,有 413 人干预前的胰岛素抵抗指数高于正常值,经过干预后,其中 320 人的胰岛素抵抗指数恢复正常,好转率达到了 77.5%。其中,胰岛素抵抗指数平均值由干预前的 10.37 降到 4.95,降低了 5.42,百分比降低了 52.2%。

与传统的低碳技术相比,优碳食养对胰岛素抵抗的改善程度显然更加理想。优碳食养进行了这方面的对比,发现应用优碳食养干预 6 周后,胰岛素抵抗指数平均值较干预前下降了 52.2%,血糖相关指标变化更加明显,而应用低碳技术干预 3 个月,胰岛素抵抗指数平均值只下降了 10.8%。

值得一提的是,在优碳食养研究中,干预后的数据采集是在干预结束后第 16 天进行的,而优碳食养的干预时间为 42 天,其中前 28 天为"强化调理期",从第 29 天开始,饮食中开始增加碳水化合物的量,慢慢过渡到第 42 天时基本恢复到正常饮食结构,干预结束后饮食结构恢复正常,只是强调多运动,以粗粮为主,这样更符合"真实生活场景",此时采集的身体数据也能更好地说明干预效果的持续性。

这些数据充分展示了优碳食养在持续逆转和改善胰岛素抵抗方面的卓越效果,而这有助于从根源层面解决肥胖、"四高"等问题。

优碳食养之所以能够有效逆转胰岛素抵抗,从而综合改善肥胖、"四高"等胰岛素抵抗综合征,实现"异病同治",主要原因是方案提供了三个合力共同照顾人体的自愈本能。

第一,对症施治。在膳食上,代谢病人群一般是因为长期摄入失衡累积而造成代谢失衡。就是在同一个人身上,热量过剩与微量元素缺乏同时出现,并长期累积。其中,又以高热量、低维生素、低矿物质、低膳食纤维、低抗氧化剂的劣质碳水化合物影响较为突出。优碳食养短期方案反其道而行之,提倡低碳水饮食加综合营养强化,创造低热量高微量元素的反失衡,实现以偏纠偏,对症施治。这种为代谢失衡人群量身定制,并被大量实践验证的方案,比用营养均衡的方案纠偏效果更显著,能更快更彻底地恢复人体代谢本能,从而纠正胰岛素抵抗指数偏高的问题,并解决高血压、高血脂、高血糖、高尿酸、脂肪肝、腰围增粗等胰岛素抵抗综合征。

第二,变"废"为宝。所谓"变'废'",就是将堆积在皮下、肝脏、血液中的多余脂肪减掉;所谓"为宝",就是将脂肪储存的热量变成身体组织重建和代谢功能恢复的能源,这个过程往往会伴随一定的体温升高。脂肪减少有利于身体减负,体温适当升高有利于激活人体深层的自愈潜能,加速胰岛素抵抗的逆转,加快"四高"人群摆脱药物依赖。

第三,大剂量营养。乱世要用重典,重病要用猛药。胰岛素抵抗的形成是冰冻三尺非一日之寒,尤其是长期缺乏维生素、矿物质、纤维素、抗氧化剂等,累积而成的营养需求超乎常人,再加上体温升高后,人体被深度全面激活,进入大修大补模式,更需要多种类、大剂量的营养原料,去修复毛细血管壁、细胞膜、线粒体等多年累积的结构损伤,从而恢复正常代谢功能,减少药物依赖。

总结来看,优碳食养短期方案通过对症施治、变"废"为宝和大剂量营养这三大合力,共同打造了胰岛素抵抗逆转和异病同治的非凡效果。

3. 焕新计划:由内到外,健康大升级

优碳食养是低碳技术的升级版,它的"优"不仅在于能够减脂塑形、改善胰岛素抵抗、改善"四高",还在于能够带来全面的健康转变,可以大大提升国民的健康水平和生活质量。

"千人学术计划"研究可充分证实这一观点。优碳食养在对研究对象进行干预时,不仅收集了研究对象的各项体检指标,还引进了国际通用的"SF-36"问卷(健康调查问卷),重点收集了研究对象在干预前和干预后的生理机能、生理职能、躯体疼痛、一般健康状况、精力、社会功能、情感职能及精神健康

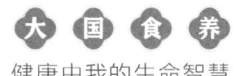

健康由我的生命智慧

八种指标数据。通过分析和比较这些数据，可以得出这样的结论：经过优碳食养干预后，研究对象在八个方面都呈现出了明显改善的趋势。其中，精力、社会功能、生理职能及一般健康状况这四项的改善尤其显著。

先看"精力"改变。在生活中，很多人因为肥胖、"四高"等问题导致身体素质下降，出现精力不足的情况，表现为身心疲惫、注意力不集中、思考能力下降、办事效率低等，也就是整个人"不在状态"，难以应付生活、工作中遇到的各种事情。来自北京的吕先生本是国家二级演员，却因为肥胖失去了很多演出机会。因为有暴饮暴食的习惯，他38岁那年患上了糖尿病，健康状况一年不如一年。44岁时，吕先生接受了第一次优碳食养调理，一天时间就减重3.6斤。42天调理完成后，他的体重减轻了32斤，胃口也比以前小多了，也不觉得馋了，精力反而比以前更旺盛，总觉得浑身带劲。周围的人都说他变年轻了，这让他十分开心，从心态上简直就像换了一个人！

"千人学术计划"也证实，在接受优碳食养干预后，"精力"一项的得分比干预前提高了51.3%，可见研究对象的身体状态有了明显的恢复，身心疲惫的情况也有了较大缓解，平时吃得好睡得好，自然感觉精力充沛，这对生活、工作都会带来很多积极的影响。

再看"社会功能"改变。大家可能发现，肥胖、"四高"等问题不仅危害健康，还会降低个人的幸福指数，这是因为健康损害了人的"社会功能"。

肥胖会影响整体形象，让人变得很不自信，甚至出现自闭倾向——总想躲避世人的目光，活在自己封闭的世界里，不愿意与人交往，更不愿意参加各种社交活动，这就属于肥胖对"社会功能"的一种影响。同样，高血压、糖尿病、痛风患者每天需要服药，在饮食上也有诸多忌口，对生活造成很大的困扰，也影响了心理健康和正常的社会交往，导致"社会功能"被削弱。

32岁的鲁女士就因为肥胖导致社会功能严重下降。从上小学起，鲁女士就比一般孩子胖，初中开始减肥，用过的方法数不胜数，像减肥饼干、减肥胶囊、减肥茶、减肥咖啡、减肥颗粒状食品、减肥糊状食品、针灸、中药、跑步等都尝试过，体重曾减到 150 斤，但不出半年又反弹回去，甚至还出现了"越减越肥"的情况，严重影响了她的心情。2012 年，由于工作压力比较大，家里老人身体不好，夏天天气炎热，她总觉得心情郁闷，平时脸色苍白，稍微动一动就会出汗，还曾因头晕、体力不支去医院治疗。当时，她的体重达到了 250 多斤，有严重贫血，还有明显的糖尿病体征，同时还有重度脂肪肝、尿酸高等多种问题。由于全身乏力，她不得不辞去工作，每天待在家中无所事事，心理和身体的压力都很大。2013 年她在母亲的建议下，接受优碳食养的调理，经过 209 天的时间，鲁女士体重下降到 190 斤，脸色比过去红润了，体力比过去充足了，心情也有了很大的改善。随着身体逐渐恢复正常，她感觉人生充满希望，也敢于走出家门，投入正常的社会生活。

肥胖摧毁的不仅是身体，更是精神，甚至是本应美好的人生。"千人学术计划"证实，经过优碳食养干预后，研究对象的"社会功能"得分比干预前提高了 36.2%，这说明优碳食养对"社会功能"的促进和提升作用非常明显。

至于生理职能和一般健康状况。前者是指因生理健康问题引起的职能限制，后者指个体对自身健康状况及发展趋势的评价。举个例子，如果有人患上了"四高"，不能参加体育活动和一些娱乐项目，也不敢去尝试有一定难度和挑战性的事情，这就属于"生理职能"的削弱，而这种削弱状态持续得越久，人对身体状态越没有信心，对自身健康状况的评价也就越低。

41 岁的杨先生就有这样的情况，在他的家庭中，妈妈姊妹六人都患有遗传性糖尿病，大姨因糖尿病过早离开了人世，这给杨先生的心里蒙上了一层阴影。几年前，杨先生又因为意外事故造成颈椎受伤，不得不放弃工作，由于疼痛和生活压力加大，他开始失眠。后来，他又沉迷网络游戏，终日无精打采、无所事事，懒到连胡子都不想刮。当时，杨先生已经对自己的健康状况失去了信心，也没有兴趣参加娱乐活动、体育运动，自我感觉状态极差。家人十分关心他，劝说他接受优碳食养的调理，调理前他的体重达到了 262.4 斤，血糖 8，调理后体重一天下降了 3 斤，空腹血糖降到了 5.8，这让他十分惊喜。从那以

后,他坚持接受优碳食养的调理,240 天后,体重下降到 184 斤,空腹血糖 5.3,脂肪肝也消失了。更重要的是,他从一个精神萎靡、连话都懒得说的"大胖子",变成了精气神十足的人,无论对自己,还是对未来的生活,他都充满了信心。

"千人学术计划"证实,经过优碳食养的干预后,生理职能和一般健康状况两个测量指标的得分比干预前分别提高了 29.8% 和 29.4%,可见研究对象的生理职能有了较大改善,健康状况也有了明显好转,对自己的身体状态也更有信心。

这些全面、真实的数据都告诉我们,基于优碳食养的干预方案对人的改善是全方位的,对生活质量的提升是明显而深入的。

优碳食养之所以能够产生这样的效果,有几方面的原因。

第一,优碳食养注重健康教育和行为方式的重塑。经过 20 多年的实践优化,优碳食养不仅关注饮食结构的合理化,还通过健康教育来帮助人们确立良好的生活行为方式,真正体现了以"人的健康"为核心的理念。在 6 周的干预内,通过和干预者充分交流和沟通,能够了解其心理状态,帮助其分散注意力,还能引导其树立正确的健康观念,提升自我保健意识。

第二,优碳食养注重个性化调理方案的制定与执行。在优碳食养干预中,健康教练会针对调理者的具体需求,和调理者共同制定具有针对性的个体化调理方案,确保干预的精准性和有效性,并且在实施过程中,健康教练还会提供全程陪伴和细心指导,帮助调理者正确认识疾病,重塑健康信心,积极配合完成相应的调理方案。

第三,优碳食养注重综合调理和情绪管理。优碳食养融合了中医学的起居养生、情志调节、饮食调养等理念,旨在促进调理者养成健康的生活行为方式、提升生活质量水平。有的调理者因长期受疾病困扰,容易产生烦躁、焦虑、不安等负面情绪,影响干预的依从性,对此健康教练也会给予相应的心理疏导和认知教育,让其对自身疾病进展、自我调护方法等做到心中有数,从而主动参与到健康管理中。

第四，优碳食养注重生理和心理的双重提升。通过结果分析，我们可以看到，调理者在干预后的一般健康状况有了明显的提升，生理机能和职能均得到恢复，这与其坚持完成干预方案有很大的关系。这是因为干预过程本身就是一个自我挑战的过程——42天如一日地坚持做一件事，摒弃以前不好的"自己"，杜绝外界一切干扰，重新以新的要求、新的目标来塑造自己，这对很多人来说可能都无法想象。但是，在优碳食养的指导下，绝大部分人都做到了，这给了调理者很大的信心和成就感，能够促进其生理功能的提升。

同时，由于每天足量的营养强化补充，成功地"变废为宝"，调理者的精力也自然而然地得到提高。而且在干预过程中，有健康教练每天陪伴，调理者不论遇到什么问题，都可以和教练交流、沟通，这在无形中也培养了其与人交际的能力，社会功能得到加强。

不仅如此，由于优碳食养倡导"敬畏自然、尊重生命"的理念，通过健康教练"爱心"和"耐心"的陪伴以及潜移默化的影响，调理者能够获得美好的情感抚慰，而且思维将得到净化，品格将得到完善。

因此，优碳食养的优势的确非常突出。作为一种综合的干预方案，它在全面改善人的身体健康和生活质量方面取得了独特优势和显著成效。

4. 安全保障：健康美丽两手抓

在实施优碳食养的"短期方案"或"长期方案"的时候，大家可能会担心安全和效果。事实上，优碳食养既全面继承了低碳技术的优势，又系统解决并优化了其不足之处，在安全性、有效性、个性化方面都更有保证。

下面，我们从肠道调整、肝肾及线粒体保护等方面来介绍优碳食养是如何做到更加安全有效的。

先来看看优碳食养是如何保护肠道的。我们都知道，在低碳水饮食调理期

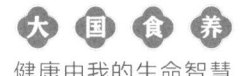

健康由我的生命智慧

间基本不吃主食,这意味着主食中的膳食纤维、维生素 B 族、维生素 E 是摄取不到的,所以需要解决营养缺乏的问题。这里最重要的是膳食纤维,它被称为人体必需的"第七营养素",虽然不能被人体消化吸收,却有助于维护胃肠道健康,并能够预防胃肠道疾病,被人们称为"肠道清洁夫"。而谷类是膳食纤维的重要来源,低碳水饮食减少了这类含有膳食纤维食物的摄入,导致很多人出现便秘。与此同时,一旦启动燃脂,身体内的脂肪除了会转化成细胞能量消耗外,还有一部分脂肪会通过大便排出来,造成"脂肪性"腹泻。如此一来,肠道问题就变得很复杂了,想要增加膳食纤维,就得充分考虑增添什么种类、精准需求量又是多少。

在这方面,过去并没有系统的参考资料,优碳食养通过多年的科学实践不断探索,才摸索出了适用于低碳水饮食并可以促进肠道健康及保持正常排便的膳食纤维配比。经过分离提取的菊粉、玉米纤维、低聚木糖、水苏糖和壳寡糖的搭配组合,再加上适当种类的低糖蔬菜粉,最大限度地解决了这个给很多人造成困扰的难题。

在前面提到的"千人学术计划"研究中,优碳食养将 1234 例"四高"人群及超重肥胖者分为调理组和对照组,并统计了研究期间出现的不良反应。调理组的 664 例中,只有 4 例出现了肌肉疼痛,2 例出现了低血压,2 例出现了腹部不适,但没有腹泻、便秘的情况。而且,所有这些不良反应都没有经过特殊处理,在 2~3 天内就会自行消失。而对照组的 570 例中,有 4 例出现了腹部不适,无腹泻、便秘,所有不良反应均无特殊处理,3~4 天内会消失。

由此可以看出,应用优碳食养方案的调理组和正常饮食的对照组相比,并没有出现腹泻、便秘发生率的增高,这说明优碳食养方案可以有效地保护肠道。

再来看看优碳食养是如何保护肝肾功能的。我们先要了解一个事实:身体一旦启动"燃脂",每天就会有大量脂肪被消耗掉。过去经年累月储存在身体里的脂肪,要在短短几周时间内进行清理,这对肝脏、肾脏的代谢能力,以及人体应对毒素负荷的能力都是很大的考验。所以不能只关注燃脂，不关注脏器功能的提高。如果肝肾功能下降，会引发一系列不良影响，这种影响从面色变化上能看出来，像肝不好、面色会发青，肾不好、面色会发黑。

因此，在实践中，优碳食养采取了很多措施来维持身体的代谢机能。强化营养补充作为优碳食养方案的重要组成部分，不但能够确保营养素种类丰富、含量高、吸收好，还能对特定器官有针对性地进行滋养和维护。如维生素A能在一定程度上保护肝脏，阻止和抑制肝脏中异常细胞的增生，可以协助正常组织恢复功能；维生素B族可以防止脂肪肝变性，其中维生素B_2还能帮助移除肝脏中的多余脂肪；维生素C则能促进肝细胞再生，增强肝脏的抵抗力和解毒功能。

事实证明，优碳食养不仅没有增加肝肾负担，反而借助燃脂过程带来了身体更高效率的运转，使代谢机能整体提高，身体自愈能力得到增强，甚至出现了肝肾功能在调理前异常，而调理后恢复正常的例子。大量实践及应用研究也以科学严谨的数据证明了这一点：在优碳食养干预后，参与者肝肾功能指标数值在正常范围内，提示肝肾功能没有出现任何损伤，且部分参与者指标较管理前出现明显好转。

优碳食养对抗氧化系统效率的提升也有助益。线粒体是细胞氧化代谢的中心，是糖类、脂质和蛋白质最终氧化分解的场所。脂肪提供的能量最终是在细胞内的线粒体中燃烧并利用的，优碳食养期间身体会快速启动"燃脂"过程，而这个过程会非常剧烈，就像炉子猛烈燃烧，产生了大量的"火星"，也就是"自由基"。如果不额外增加抗氧化剂来清除多余的自由基，就会造成线粒体难以逆转的损伤，反而会导致基础代谢能力下降。为了提高机体抗氧化能力，保护线粒体不受自由基的氧化伤害，让身体维持充足的"抗氧化剂"就变得至关重要。而优碳食养方案从优化燃脂过程、全面营养素补充以及饮食优化等几个方面入手，很好地解决了这个问题。

当然，优碳食养还要考虑"个性化"的问题。比如，对于既肥胖又"四高"

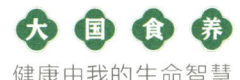

健康由我的生命智慧

的人,在做低碳水饮食干预的时候,就需要围绕"四高"再做一些强化。再如,因为"四高"患者长期服药,对肝肾造成了一定损伤,针对这类特殊人群,也要想办法去满足更深层的健康需要。此外,除了肥胖、"四高"外,身体其他方面的健康需求也要照顾到,实现全面健康才更容易燃脂,凡此种种都是深度优化时才会考虑的问题。

这些全面而深入的优化措施,使优碳食养不仅能够确保低碳水饮食的顺利实施,还显著提升了调理过程中的舒适度和安全性。它让追求健康状态的人们能够在享受优碳生活带来的诸多益处的同时,无须过分担忧潜在的负面影响。同时,通过科学、全面地呵护身体各个系统,优碳食养为每一位参与者提供了强有力的支持,让健康与美丽同行,安全无忧。

5. 深度优化:让健康更上一层楼

优碳食养之所以取得了包括减脂增肌、胰岛素抵抗逆转,以及其他健康问题全面改善等多方面的非凡效果,是因为它对低碳水饮食做了全面优化。我们要强调的是,其中核心的原因是通过综合营养素对低碳水饮食做的深度优化。总结来看,这些营养优化体现在六大方面。

第一,在饮食中保证适量蛋白质的同时,还需要额外补充大豆分离蛋白和胶原蛋白。前者能够与饮食中的动物蛋白形成更均衡的蛋白质搭配,后者可以在减脂的同时加速皮肤紧致,防止快速减脂带来的皮肤松弛。

第二,燃脂的过程会大大增加对维生素的消耗,所以维生素必须得到全面补充,否则不仅会影响燃脂的过程,还会影响全面的健康,甚至会引发疾病。此外,补充的维生素包括维生素 A、维生素 B 族、维生素 C、维生素 D、维生素 E、维生素 K 等。

第三,燃脂过程对辅酶的消耗会增加对矿物质的需求,所以要补充矿物质才能保证辅酶的活性，并且内源性抗氧化剂的合成也需要矿物质的参与，补充矿物质才能够提高抗氧化能力。另外，燃脂过程会迅速消耗细胞液和组织液中的矿物质，还会从骨骼中抽取矿物质，补充矿物质对维护骨骼健康也很有帮助，补充的矿物质包括钙、镁、锌、铜、锰、铁、硒、铬、钒等。

第四，补充纤维素对维持肠道环境的健康也是至关重要的，有助于避免低碳水饮食引起的肠功能紊乱和大便异常。通过营养补充摄入足量的膳食纤维，特别是水溶性膳食纤维，与消化后的食物混合，可降低葡萄糖进入肠壁的速度，使餐后血糖不会急剧上升，有助于保持血糖和胰岛素水平的平稳，这一点对于短期方案干预后的反弹同样有重要意义。此外，补充的纤维素包括菊粉、玉米纤维、低聚木糖、水苏糖、壳寡糖、瓜果纤维等。

第五，优碳食养还重视补充种类丰富的抗氧化剂。燃脂过程会产生大量自由基，而抗氧化剂是清除自由基的卫士。因此，补充类胡萝卜素、维生素C、维生素E、辅酶Q_{10}、谷胱甘肽、原花青素（OPC）、多酚类、黄酮类等外源性抗氧化剂，可以同内源性抗氧化剂协同作战，系统地保护人体免受自由基损伤。

第六，药食同源的食物天然活性成分对提高脏腑功能很有帮助，有些还可以通经络补气血，从而让好转反应更轻微并更快过去。譬如，黑豆皮中养肝补肾的原花青素、银耳中润肺通便的银耳多糖、赤小豆中养心健脾除湿的复合提取物、姬松茸中抗癌的多糖、猴头菇中养胃的多糖、山药中养胃健脾补肾的复合提取物等，这些功效成分的发现及提取，不仅大大提高了有效成分的浓度，而且提取的过程去除了淀粉，也减少了食物中碳水化合物对于燃脂的干扰。

源于中医典籍的这类药食同源食物的系列提取物，是对现代营养学的重大补充。优碳食养在长期应用中发现，在补充基础营养素辅助燃脂的同时，适当配伍药食同源的提取物，可以获得深度调理健康的意外收获，使全身潜在疾病全面改善，各类"好转反应"变得更加轻微等。

针对特殊人群，优碳食养还在持续探索更深入地将药食同源与基础营养素

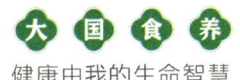

共同协作，深度优化低碳水饮食的方法，践行健康生活方式。正因为如此，优碳食养不仅赢得了受益者的广泛认可与信赖，更在营养健康领域掀起了一场革新浪潮。凭借着科学的理论基础、高效精准的营养成分调控，以及对安全的严格把控，优碳食养将成为现代食养的优选方案。

6. 有继承有发扬，踏出优碳新步伐

优碳食养的效果较好，一方面来源于理论，一方面来源于实践。优碳食养在理论上汲取前人成果，坚守"照顾人体本能"的医学方向，坚持"用生活方式照顾人体本能"的基本原则，并抓住了食养这个核心抓手。在食养内容上，优碳食养对东西方食养知识兼收并蓄、择优而用。在食养实施中，优碳食养又将身体调理与健康教育相结合，在改变身体的同时，构建更健康的生活饮食习惯。可以说，优碳食养是在实践中提炼新理论，又用新理论指导实践，再通过实践验证新理论。

从继承的角度来看，优碳食养继承了西方营养学的七大营养素，以及均衡、丰富、适量等营养要求，还有对于碳水量化的观念。同时，优碳食养也继承了东方食养的食疗配伍理念，以及每种食物的性味归经对健康影响的理论。在食养实践方面，优碳食养以现代西方营养学为基础，借鉴了低碳技术和地中海饮食。优碳食养的短期计划就以低碳技术为主，为肥胖者制订合适的食养计划，这是因为经过20多年来跟踪各种技术流派发现，短期减肥效果较好的技术就是低碳饮食。而长期计划是以地中海饮食为主，地中海饮食被评为更适合糖尿病患者、更有益于心脏健康和更容易遵从的饮食，有助于防止肥胖反弹、防止"四高"复发，因此适合长期推广和坚持。具体参见"三种技术短期减肥和长期防反弹效果图"中三条曲线的对比。

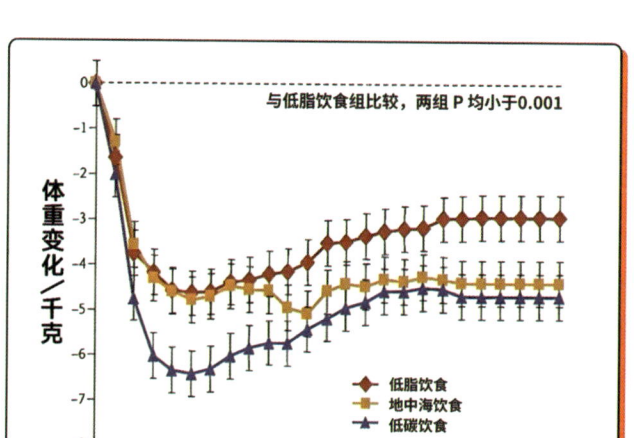

三种技术短期减肥和长期防反弹效果图

在对中医的借鉴中,"阴阳""五行""性味归经"等理论为我们完善优碳食养提供了很大帮助。以"阴阳"理论为例,中医强调"阴阳平衡,百病不生",这个平衡在中医理论中指气血平衡、阴阳平衡,如果用西医概念来理解,可以是免疫平衡、酸碱平衡、代谢平衡、体温平衡等方方面面。中医认为食物也分阴阳,通过食物的阴阳可以补身体的阴阳,所谓"缺啥补啥"也可以这样理解。阴阳的平衡又是通过"五行"的相生相克来实现的,《易》学将万物抽象为五行,分别用水、火、木、金、土来形象地概括;中医将五行应用于人体,解释肾(水)、心(火)、肝(木)、肺(金)、脾(土)五脏之间的辨证关系。这一系统论可以从更高的维度指导我们进行优碳食养的干预,让我们在实践中得心应手。

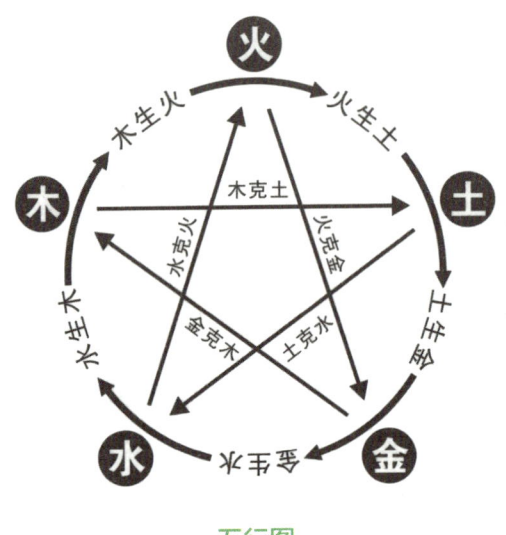

五行图

此外，食物的"性味归经"理论也为我们提供了实际的指导。干预过程中出现的一系列问题，如脸色发黄（脾有问题）、发青（肝有问题）、发黑（肾有问题）等，仅仅运用西方营养学来处理往往不彻底，甚至会有力不从心的感觉。但是，依据性味归经的理论，选择入脾经、肝经、肾经的食物，效果却立竿见影。

优碳食养的持续优化与显著进步，不仅根植于深厚的理论与技术基础，更离不开广泛的实践探索与经验积累。优碳食养经过20多年的实践，大体分为两个阶段。

第一个阶段是"从理论到实践"，主要是学习国际上先进的减脂技术，其中以低碳技术为主，兼收并蓄其他可能有效的减脂技术，不断进行学习和跟踪。在这个过程中，我们始终坚持基本的医学理念——照顾人体本能，同时发现并确信了"低碳水饮食技术"的巨大潜力，也明确了该技术本身有诸多需要优化的地方。

第二个阶段则是"从实践到理论"。虽然我们的学习从未停止，但随着时间的推移，我们能够从文献中学到的东西越来越少，行业已经解决的问题，我们已经基本掌握，可我们产生的困惑，行业大多没来得及解决。于是，我们在实践中不断探索尝试，打磨精进，点点滴滴地优化，逐渐从量变到质变，创建了一套安全且高效的优碳食养技术。这项技术以营养补充为主要优化手段，对低碳水模式进行了五大方面的优化，具体包括：优化燃脂效率、优化毒素清理、优化肠道环境、优化抗氧化能力，以及优化好转反应和全面健康。

因此，实践是优碳食养的第二个核心来源，也是推动新理论和技术诞生的关键驱动力。正所谓实践出真知，在实践中，我们通过大规模的人群干预试验，积累了丰富而宝贵的经验。这些实践不仅验证了理论的可行性，更在无数次的尝试与调整中，促使技术不断精进。

值得注意的是，在实践过程中，我们有时会遇到一些现象，它们超越了现有理论的解释范畴，预示着新的机理或规律尚未被人类发现。面对这样的挑战，我们勇于大胆揣测，积极提出新的理论假设，并投入了大量资源与时间，进行深入的机理探索研究。在这个过程中，我们借助"炉子模型"来解释实践中不断调试和优化的过程。

我们都知道，人体的三大供能物质或者说三大能源，分别是碳水化合物、脂肪和蛋白质。其中，碳水化合物是第一能源，脂肪是储备能源，蛋白质是应急能源。通常情况下，当摄入足够多的碳水时，身体倾向于优先用碳水为细胞供能，以保持正常的体温，维持正常的运动。当碳水的摄入量低到一定程度时，就会启动脂肪代替碳水为细胞供能，所以低碳水模式也可以说是脂肪供能技术，或者燃脂技术。

形象地说，碳水化合物为细胞供能就像炉子烧木柴；脂肪为细胞供能，就像炉子烧煤块。炉子从烧柴转为烧煤，就要换大号的"鼓风机"，否则就会出现"闷烧"的情况，也就是火烧得不旺。脂肪燃烧不顺畅，不彻底，就会累积有机酸等中间产物，让我们感到疲劳，呼吸时有烂苹果味，还会出现缺乏营养素的乏力、掉头发等一系列症状。

因此，我们需要更换"鼓风机"，以促进充分燃脂。但"鼓风机"也不是

健康由我的生命智慧

越大越好，比如补充辅助脂肪燃烧的辅酶（如维生素、矿物质等）就相当于提升"鼓风机"的性能，但到底补充多少，应该有一个合适的值，需要我们在实践中反复调试才能确定。

"炉子"除了"鼓风机"的问题外，还有"排烟""排渣"的问题。"排烟"比喻的是通过肺呼吸将脂肪燃烧产生的垃圾从细胞运到血液，再通过肺排出体外。"排烟"如何优化，文献中也缺乏成熟的答案，需要从实践中优化解决办法；"排渣"比喻的是排便。排便异常非常普遍，不仅会影响燃脂顺利进行，还会产生肠道毒素，毒害身体健康。对此，优碳食养经过大量实践尝试，找到了相对合理的肠道综合解决方案。

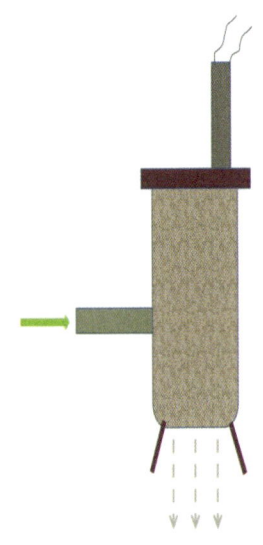

炉子理论模型图

总的来看，坚持理论与实践相结合，既借鉴前人理论，又勇于拓展新的疆域，尝试"无人区"，同时不断用新的实践结果来完善理论，再用更高的理论来指导新的实践，如此循环往复，优碳食养完成了进化和蜕变，不仅系统解决了低碳水饮食安全性的问题，还在有效性方面更进一步，实现了减脂塑形、"四高"逆转、综合健康改善等国际先进的效果。

第三章　优碳指南，为各类人群量身定制

我们每个人都是独一无二的个体，不同的性别、年龄、体质、生活状态，决定了我们对健康的追求各有侧重点。而优碳食养能够精准对接我们的实际需求，以个性化、科学化的方式，为我们量身打造适宜的食养方案。

无论是九种体质的细致调养，还是应对成人肥胖的困扰、孩子成长的烦恼、"三高"人群的忧虑、尿酸高的痛苦以及慢性肾病的挑战等多种问题，抑或是孕前孕期的精心呵护、产后恢复的温馨关怀、老年人养生的智慧提醒、运动达人的食养调理等，优碳食养都能提供丰富和实用的指导。

在这里，我们将提供优碳食养建议，大家可根据自己的实际情况进行选择，做到合理搭配膳食、补充营养，让身体在食物的滋养下，焕发出勃勃生机。

1. 九种体质，优碳食养各相异

体质，简单来说，就是我们个人身体的基本状况和特点。它就像我们身体的"底色"，影响着我们的健康状况、对病毒的抵抗力，以及对外界环境的适应能力。

中医体质学说认为，每个人的体质都是独一无二的，像有的人体质偏热，容易出汗、口渴；而有的人体质偏寒，手脚常常冰凉。

体质的形成，既有从父母得来的先天遗传因素，又有自己后天生活环境和习惯等影响的结果。一般父母强壮，孩子也会强壮，但强壮的孩子可能在成长过程中因饮食习惯、作息规律、运动习惯等发生体质的变化。可以说，我们每个人都在不知不觉地塑造着自己的体质。

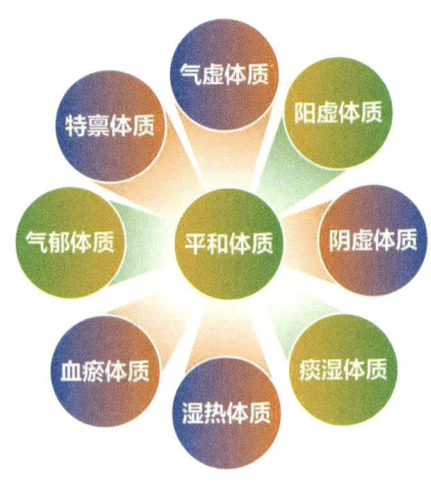

九种体质图

中医九种体质学说创始人、北京中医药大学王琦教授将体质分为平和质、气虚质、阳虚质、阴虚质、痰湿质、湿热质、血瘀质、气郁质和特禀质九种类型，每种体质都有独特的生理特征、心理特点及易患疾病。体质不同，个体对食物的消化吸收、代谢利用，以及食物产生的生理效应就不同。因此，我们在进行食养时要根据自己的体质特点来选择合适的食物和食养方案。

（1）平和质的食养方案

平和质可以说是较为理想的体质，这类人群通常面色红润、头发浓密、精力充沛，吃得好、睡得香，不容易感到疲劳，身体各项机能处于平衡状态，对环境的适应能力较强。这类人群在食养方面没有特殊的禁忌，平时注意保持食物的多样性和均衡性即可，比如做到全谷类、蔬菜水果、肉类、蛋类的均衡摄入。

（2）气虚质的食养方案

气虚质的人就像是身体里的"电池"电量不太够，平时容易感到疲倦、爱出汗，稍微动一动就气喘吁吁，说话声音低弱，也容易生病。这类人在食养时可以多吃益气健脾的食物，如大枣、山药等，烹饪方式以蒸、煮为主，避免吃过度油腻、生冷的食物。

（3）阳虚质的食养方案

阳虚质的人就像是身体里缺少"小太阳"，他们特别怕冷，手脚经常冰凉，就算在夏天也可能需要穿长袖上衣和长裤，平时还显得精神不振。这类人在食养时可以多吃一些有温补功效的食物，如羊肉、生姜、韭菜等，并要避免吃生冷的食物，如冷饮、冰淇淋等。

（4）阴虚质的食养方案

阴虚质的人与阳虚质恰好相反，他们容易感到手脚心发热，并有口干舌燥、总想喝水等表现，这类人往往怕热。阴虚质的人需要多吃有滋阴润燥功效的食物，如百合、银耳、梨等，并要少吃肥腻、辛辣等刺激性的食物。

（5）痰湿质的食养方案

痰湿质的人通常体形偏胖，肚子圆滚滚的，脸上也容易出油，还总是觉得身体困重，容易有倦怠感。这类人群可以多吃些有祛湿功效的食物，如赤豆、薏米、冬瓜等，同时要减少油腻、过甜、过咸食物的摄入。

健康由我的生命智慧

（6）湿热质的食养方案

湿热质的人容易长痘痘，常有口苦口臭、面部鼻尖容易出油等问题，大便也不太顺畅。这类人需要多吃些有清热利湿功效的食物，如绿豆、苦瓜等，并要避免吃辛辣、油腻的食物。

（7）血瘀质的食养方案

血瘀质的人通常面色晦暗，口唇色暗，皮肤容易出现瘀斑或斑点。这类人群可以多吃些能够活血化瘀的食物，如山楂、桃仁等，要少吃高盐、高脂食物，以及生冷或容易引起胀气的食物。

（8）气郁质的食养方案

气郁质的人通常情绪不太稳定，容易忧郁或焦虑，还常伴有胸闷或两胁胀痛感。这类人可以吃些能理气解郁的食物，如金橘、白萝卜等，并要少吃收敛酸涩的食物，如乌梅、酸枣、李子等。

（9）特禀质的食养方案

在九种体质中，特禀质是一种比较特殊的体质。这种体质的人对某些食物、药物或环境都特别敏感，容易出现过敏反应，如鼻塞、打喷嚏、流鼻涕等。这类人需要尽量避免接触过敏原，并多吃些调节免疫的食物或药物，帮助身体增强抵抗力。

了解了九种体质的特点后，我们可以"对号入座"，找到自己的体质和适合的食养方案，从而能够更好地照顾自己的身体。如果能够结合现代营养学的指导原则来进行综合调理，就会起到事半功倍的效果。

在结合现代营养学调理时，我们要特别关注以下几个方面。

第一，要做好体质评估，这需要我们了解自己的体质特点。除了以上所述的九种体质的辨识外，还应当结合现代营养学中的身体成分进行分析，包括体脂率、肌肉量等，以便于更准确地制订个性化的饮食计划。

第二，要调整饮食结构，也就是根据体质特点，适当调整优碳食养中的食物种类和比例。例如，气虚质人群就可以适当多吃些富含维生素 B 族的全谷物，如燕麦、糙米等，以增强体力；阳虚质人群可以选择低血糖指数的碳水化合物（如红薯、南瓜等），以稳定血糖，保持身体温暖；阴虚质人群可以增加膳食纤维丰富的蔬菜水果（如菠菜、火龙果等）；痰湿质人群可以选择低热量、高纤维的碳水化合物（如绿豆、红豆等）；湿热质人群可以选择清淡易消化的碳水化合物（如小米粥、绿豆汤等）；血瘀质人群可以增加富含 Omega-3 脂肪酸的食物（如深海鱼、亚麻籽油等），以促进血液循环；气郁质人群可以增加富含色氨酸的食物（如牛奶、香蕉等），以调节情绪；特禀质人群可以多食用富含维生素 C 和抗氧化物质的食物（如柑橘类水果、绿叶蔬菜等），以增强免疫力。

第三，要做好营养强化，即在优碳食养的基础上，根据自己的营养需求和体质特点，进行精准的营养强化。这包括补充必要的维生素、矿物质、膳食纤维等营养素，以及针对特定疾病或体质的功能性营养素。

优碳食养强调生活方式的干预。对于不同体质的人群，可以根据其体质特点和生活习惯，制定个性化的运动、睡眠、心理调适等方案，以全面提升身体的健康水平。比如，气虚质人群可以多做柔缓运动，如散步、太极拳等，避免过度劳累；阳虚质人群要注意保暖，避免受凉，尤其是冬季和夜间要做好身体防护；阴虚质人群要做好情绪管理，保持心态平和，避免情绪波动；痰湿质人群可以选择慢跑、游泳、太极拳等运动，有助于脾胃运化的恢复；湿热质人群要注意环境调节，要保持室内干燥，避免潮湿环境，并适量运动；血瘀质人群可以选择有助于促进血液循环的运动，如瑜伽、太极拳等；气郁质人群也要注意情绪调节，要保持积极乐观的心态，多参与户外活动；特禀质人群要注意环境清洁，保持室内清洁，减少过敏原的接触。

健康由我的生命智慧

需要提醒的是，由于优碳食养涉及营养学、医学等多个领域的知识，因此建议在专业营养师或医生的指导下进行。他们可以根据个人的体质特点、健康状况，制定更加科学合理的饮食计划和生活方式干预方案，有助于实现效果的优化。

下面这张表给大家总结了基础的体质辨识方法以及适合不同体质的食养要点，供大家参考。

九种体质食养表

九种体质	辨体要点	食养	
		多食	少食
A型—— 平和质，健康	不偏不倚，人体保持平衡 ● 体形匀称 ● 肌肉健壮 ● 性格随和、开朗 ● 自然环境、社会环境适应能力强 ● 肤色滋润、有光泽 ● 头发：浓密、乌黑、有光泽 ● 五官：目光有神、鼻色明润、唇色红润 ● 精力充沛、不易疲劳 ● 患病较少	益气健脾食物 ● 蛋白质：鸡肉、牛肉、鳝鱼 ● 蔬菜：蘑菇 ● 水果：樱桃（补气补血、补脾补肾）、葡萄（益气健脾、益肝肾、强筋骨） ● 干果：桂圆、大枣（益气补血，煨烂服食） ● 坚果：花生（补中益气肺虚或脾虚更合适，水煮花生） ● 主食：粳米、白扁豆	耗气食物 ● 空心菜、生萝卜
B型—— 气虚质，气短	● 容易疲乏 ● 容易气短 ● 容易眼花缭乱 ● 比别人容易感冒 ● 喜欢安静、懒得说话 ● 说话声音低弱无力 ● 活动量稍大就容易出汗		
C型—— 阳虚质，怕冷	● 手脚发凉 ● 胃脘部、背部或腰膝部怕冷 ● 比一般人耐受不了寒冷（冬天、冷空调、电扇） ● 吃喝凉的东西会感到不舒服或怕吃喝凉的 ● 受凉或吃喝凉的东西后容易腹泻 ● 舌淡胖嫩、苔润	温补脾肾阳气 ● 蛋白质：羊肉、牛奶、童子鸡、虾 ● 蔬菜：韭菜 ● 水果：荔枝、樱桃 ● 调味品：桂皮、生姜（口嚼或切片放肚脐）、当归生姜羊肉汤 ● 其他：糯米、芡实、桂圆、栗子	生冷黏腻食物，即使是盛夏也不要过食 ● 冰水、冰西瓜、冰淇淋

续表

九种体质	辨体要点	食养	
		多食	少食
D型——阴虚质，缺水	● 感到手脚心、身体、脸上发热 ● 舌红少津少苔 ● 口唇比一般人红、面部两颧潮红或偏红 ● 容易便秘或大便干燥 ● 感到眼睛干涩 ● 感到口干咽燥、总想喝水	多食滋阴食物 ● 蛋白质：鸭肉、猪瘦肉（莲子百合煲猪瘦肉汤）、猪肝（玄参炖猪肝）、海参（滋阴，可经常吃）、豆腐、甲鱼、海蜇 ● 蔬菜：清炒山药片、藕片、枸杞苗、丝瓜、银耳、百合 ● 水果：桑葚（滋阴补血、补肝肾之阴）、甘蔗、桃子、西瓜 ● 坚果：芝麻	少食：辛辣等性温燥烈 ● 火锅、羊肉、鸡肉、韭菜、辣椒、葵花籽、龙眼、荔枝 ● 蒸炸爆烤
E型——痰湿质，体胖	● 腹部肥满松软 ● 感到身体沉重不轻松或不爽快 ● 额部油脂分泌多 ● 上眼睑比别人肿（轻微隆起） ● 嘴里有黏黏的感觉、舌苔厚腻、平素痰多	宜清淡，宣肺、健脾、益肾、化湿 ● 蛋白质：海蜇 ● 蔬菜：冬瓜、白萝卜、紫菜、洋葱、白菜、苋菜、茼蒿、绿豆芽、海带等 ● 茯苓：利水渗湿、健脾、化痰、宁心安神，茯苓饼较普遍，但含有砂糖、蜂蜜，所以不宜多吃，尤其糖尿病患者少吃 ● 薏苡仁：普遍常吃，利水渗湿、健脾、消肿，可配合冬瓜子一起煮水或粥 ● 山楂：所含的解脂酶可以促进脂肪类食物消化，山楂茶（山楂300克，干荷叶100克，薏苡仁50克，甘草30克，研成粉末，分为10包，每日取一包沸水冲饮） ● 荷叶：每天15克，代茶饮 ● 主食：燕麦	● 肥肉、甜腻黏的东西如蛋糕、点心、饴糖、石榴、大枣、柚子 ● 酒、盐 ● 暴饮暴食、吃得过饱、进食速度过快、节食减肥

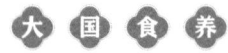

续表

九种体质	辨体要点	食养	
		多食	少食
F型——湿热质，长痘	● 面部或鼻部有油腻感或油亮发光，易生痤疮或疮疖 ● 舌质偏红、苔黄腻 ● 感到口苦或嘴里有异味 ● 大便黏滞不爽、有解不尽的感觉 ● 阴囊潮湿多汗，谢顶（男性） ● 女性带下色黄（白带颜色发黄）	宜清淡，清利化湿 ● 蛋白质：鲤鱼（鲤鱼冬瓜汤）、泥鳅炖豆腐 ● 蔬菜：冬瓜、丝瓜、西葫芦、苦瓜、马齿苋、白菜、卷心菜、空心菜、藕、芹菜、黄瓜 ● 薏苡仁、莲子、茯苓 ● 赤小豆（玉米赤豆粥）、绿豆（绿豆银花汤、绿豆粥）	不宜辛辣燥烈、大热大补 ● 火锅、烹炸、烧烤少吃 ● 辣椒、生姜、大葱、大蒜等 ● 狗肉、牛羊肉、酒等温热食品和饮品 ● 饴糖、石榴、大枣、柚子 ● 忌暴饮暴食或进食速度过快，限盐
G型——血瘀质，长斑	● 皮肤常在不知不觉中出现乌青或青紫瘀斑（皮下出血） ● 面色晦暗，容易出现暗斑 ● 皮肤粗糙、面部出现钞票纹 ● 容易有黑眼圈 ● 口唇颜色偏暗，舌质暗，有瘀斑	宜行气活血 ● 蛋白质：当归田七乌鸡汤（当归15克、田七5克、生姜1块、乌鸡1只） ● 蔬菜：油菜 ● 山楂、金橘、番木瓜 ● 醋、玫瑰花、桃仁、黑豆（黑豆川芎粥）	少食肥猪肉等滋腻之品 ● 如乌梅、苦瓜、柿子、李子、石榴、花生米等
H型——气郁质，郁闷	● 易感到闷闷不乐、情绪低沉 ● 容易精神紧张、焦虑不安 ● 多愁善感、感情脆弱、无缘无故叹气 ● 容易感到害怕或受到惊吓 ● 胁肋部或乳房胀痛 ● 面貌忧郁	疏肝理气 ● 黄花菜、海带、山楂、玫瑰花、鱼肉豆蛋奶、莴苣、佛手、橙子、柑皮、大麦、茴香菜、高粱皮，可以少量饮酒 ● 柠檬茶、甘麦大枣粥、菊花鸡肝汤、柴胡龙骨牡蛎汤	忌：辛辣、咖啡、浓茶等刺激品，少食肥甘味厚的食物

续表

九种体质	辨体要点	食养	
		多食	少食
Ⅰ型——特禀质，过敏	● 不是感冒也会打喷嚏、流鼻涕、鼻塞 ● 因季节变化、温度变化或异味等原因而咳嗽 ● 容易过敏（药物、食物、气味、花粉、季节等） ● 皮肤容易起荨麻疹（风团、风疹块、风疙瘩） ● 皮肤因过敏出现紫癜（紫红色瘀点、瘀斑） ● 皮肤一抓就红并出现抓痕	益气固表 ● 清淡均衡，粗细、荤素搭配 ● 糯米、燕麦、红枣、燕窝、菠菜、山药、胡萝卜、泥鳅	少食：荞麦（含致敏物质荞麦荧光素）、白扁豆、蚕豆、牛肉、鲤鱼、虾蟹、茄子、酒、辣椒、浓茶、咖啡等辛辣和腥膻发物

2. 成人肥胖，优碳方案巧破局

目前，我国的肥胖问题越来越突出。《成人肥胖食养指南（2024年版）》数据显示，我国18岁及以上居民超重率已经达到34.3%，肥胖率则达到了16.4%，其中18~44岁居民肥胖率为16.4%，45~59岁居民肥胖率为18.3%，60岁及以上居民肥胖率为13.6%。

与正常人相比，肥胖者更容易患上高血压、血脂紊乱及糖尿病，而脂肪肝、心绞痛、骨关节疾病、生殖功能异常等问题也更容易缠上"胖子"，并影响个人的形象和心理健康，因此"减肥"成了人们当前极为关注的话题。

但是，什么样的身体状态才能被称为肥胖呢？这个问题很多人并不是很清楚，有些人明明不算肥胖，也会盲目减肥，结果给身体造成很多不良影响。为此，我们一定要先弄清楚肥胖的真正定义，并掌握肥胖的判定标准。

2024年，国家卫生健康委依据《健康中国行动（2019—2030年）》《国民营养计划（2017—2030年）》等相关要求，编制并发布了《成人肥胖食养指南（2024年版）》，其中就有关于"肥胖定义和判定"的内容。

在该指南中，肥胖被定义为"人体脂肪积聚过多达到危害健康程度的一

健康由我的生命智慧

种慢性代谢性疾病,是因能量摄入超过能量消耗或机体代谢改变而导致体重过度增长的一种状态"。判定超重或肥胖的常用指标是体质指数(BMI)和腰围(WC),其中计算公式为:BMI= 体重(公斤)÷身高(米)^2。BMI在24~27.9,为超重;BMI大于等于28,为肥胖。男性腰围在85~90厘米,女性在80~85厘米,属于"中心型肥胖前期";男性腰围大于等于90厘米,女性腰围大于等于85厘米,属于中心型肥胖。中心型肥胖也被称为腹型肥胖或内脏型肥胖,是一种特定的肥胖类型,主要特征是腹部和躯干部位的脂肪堆积较多,而四肢的脂肪相对较少。这种肥胖类型通常通过腰围来进行判断,这些指标为我们提供了量化评估肥胖程度的科学依据。

对于肥胖,中医学早有认识,典籍中常有"脂人""膏人"的说法,其实就是指肥胖问题。《黄帝内经》中还有对肥胖的简单分类,即"有肥、有膏、有肉"。中医认为肥胖的形成与先天禀赋、饮食不节、脏腑失调、痰浊水湿等因素有关,治疗时需根据具体证型进行个性化调理。

《成人肥胖食养指南(2024年版)》中总结了六条食养原则和建议,帮助肥胖者调理饮食,概括如下。

一、对能量摄入和膳食方面的要求。比如,在能量摄入上,推荐的每日能量摄入平均降低30%~50%或降低500~1000千卡,或是男性控制在1200~1500千卡,女性控制在1000~1200千卡,以达到能量负平衡。当然,还可以根据身高(厘米)— 105 的公式计算出理想体重(千克),再乘以能量系数,计算出成人个体化的一日能量。

在膳食方面,一要保障食物摄入多样化,二要平衡膳食,确保营养素的充足摄入。同时,一日三餐能量要合理分配,推荐的早中晚三餐供能比为3∶4∶3。

二、区分高能量和低能量食物,并提出饮食清淡的要求。比如,要少吃油炸食品、糖果、肥肉等高能量食物,多吃全谷物、蔬菜水果等低能量食物。日常饮食要严格控制脂肪、盐、糖的摄入量,每天食盐摄入量不超过5克,烹调油不超过 20~25 克，添加糖最好控制在 25 克以下。

三、对不良饮食行为提出要求。比如，要定时定量、规律进餐；要重视早餐，晚餐不能过晚进食；平时不要暴饮暴食，吃东西时要细嚼慢咽。此外，最好能够按先吃蔬菜、再吃肉类、然后吃主食的顺序进餐，有助于减少高能量食物的摄入。

四、对运动和日常作息方面提出要求。比如，在调整饮食的同时，要做中低强度的有氧运动，并可以辅助做抗阻运动。此外，要调整作息，避免熬夜，保证每天都有充足的睡眠时间，避免出现"过劳肥"。

五、从中医"药食同源"的理论出发，结合中医辨证分型论治，合理选用"食药"来进行调理。比如，痰湿内盛型肥胖，常有身体沉重、肢体困倦、大便黏滞、喜卧懒动等问题，可以选用薏苡仁、橘皮、砂仁等化痰消滞；而脾肾阳虚型肥胖，常有易疲劳、四肢发冷、小便清长、爱喝热饮等问题，可以选用小茴香、山药、肉桂等温阳补虚。

六、对安全性提出要求。比如，减肥要循序渐进，避免速度过快对机体造成损害。同时，减肥过程中不能忽视自我监测，也不能只关注体重的变化，还要多关注体脂率、肌肉量的变化。

优碳食养在科学减肥方面能发挥关键的作用。实践中，优碳食养可以结合《成人肥胖食养指南（2024 年版）》的食养原则，进一步细化饮食方案，提出应对成人肥胖的新思路。

首先，我们需要从三个层次打通对肥胖的认知：第一，肥胖不是体重太重，而是脂肪多，这是"标"；第二，肥胖的病理基础是胰岛素抵抗，这是"本"；第三，胰岛素抵抗的成因是错误的生活方式，这是"源"。

因此，从优碳食养角度来看，我们采用各种办法来减脂，是在做"治标"的工作。在现实中，有的人采用的减肥法只减体重，只关注体重数字的变化，却忽视了体脂率的重要性，减重减得胸部下垂、臀部下垂，肌肉松弛、皱纹越来越多等不良反应不断涌现，这种减肥可以说连"治标"的要求都没达到。事实上，体重轻不等于身材好，脂肪率低和蛋白多才是我们想要的效果。在这方

面，优碳食养就注意强调减脂而非减重，通过科学配比的营养方案，促进脂肪的有效燃烧，同时保护肌肉和水分，实现身材的真正改善。

至于肥胖"正本"，则要恢复人体与生俱来的本能，也就是"逆转胰岛素抵抗"，或者说恢复易瘦体质。优碳食养会通过调整饮食结构，增加优质蛋白和减少碳水化合物的摄入，帮助身体逐渐恢复对胰岛素的敏感性，从而逆转胰岛素抵抗状态，实现从易胖体质向易瘦体质的转变。这一过程不仅是体重和体脂的改善，更是身体代谢功能的根本性恢复，能够减少对外源性药物或极端措施的依赖。

与此同时，我们还要做好"清源"的工作，就是养成良好的生活方式，一生管理好自己的身材，这才叫"三位一体"，是肥胖问题的"正解"。而优碳食养不仅提供短期的营养干预，更重视长期的生活方式教育，鼓励个体养成良好的饮食习惯、运动习惯、睡眠习惯等，从根本上改变导致肥胖的不良生活方式，确保健康状态的持续稳定。

优碳食养对应对成年人肥胖提供的新思路是个"三位一体"的系统，其中"治标""正本""清源"三方面有机结合，不可分割。我们不能只治标不正本，否则只把"肥肉"减下来，易瘦体质没能恢复，就很容易出现反弹；如果只正本不清源也行不通，因为生活方式没有改变，引发肥胖的各种诱因依然存在，肥胖问题同样会反反复复；如果只清源不正本或治标更不行，因为我们只是建立了正确的生活方式，但过去 10 年、20 年不良的生活方式累积的问题并没有得到解决。在身上多余脂肪没有去除的情况下，想要进行体质的调整，逆转胰岛素抵抗可以说难上加难。

其次，优碳食养在减肥时要注意以下三个要点。

第一个要点是降低碳水，启动燃脂。优碳食养会将碳水的摄入量控制在每天 50 克到 100 克之间（最初会根据我们每个人的实际情况决定碳水摄入量，第二天再用验尿纸验燃脂的多与少，据此调整摄入的碳水量）。只要碳水降到一定的程度，身体就会启动燃脂，就好像原本烧木柴的炉子改为烧煤了。原来每天食用米饭、面条就相当于向"炉子"里添加"木柴",用木柴供能,而大量的脂肪堆积在体内,没有被消耗,采用低碳水饮食能够改变供能,从原来的"木柴"供能,改为堆在身上的脂肪就是"煤块儿"来供能。

第二个要点是要做好营养补充,包括补充维生素、矿物质、抗氧化剂(包括水溶性、脂溶性的抗氧化剂)等,以起到优化脂肪燃烧的作用。这样不但能让燃烧更充分,还能避免产生有机酸、同型半胱氨酸、乳酸等物质,也就不会因身体酸中毒而出现酸痛、乏力、赖床、口气重等一系列症状。

第三个要点是适当运动,而不是剧烈运动。因为适当运动(出汗不喘的有氧运动,包括快走、慢跑、游泳等)能够促进线粒体的生长,而脂肪是进入线粒体里燃烧的,所以线粒体相当于炉子的作用,适当运动就相当于增加"炉子"。

把握好这三个要点,就能真正起到燃脂、减肥的效果,而不是所谓的"减重",对于渴望恢复身材的人来说,这是非常重要的。

不过,由于每个人的体质和减肥需求不同,在执行优碳食养的调整方案时,也应根据自身情况灵活调整饮食和运动计划,这样才能更加科学、有效地解决成人肥胖问题,提升全民健康水平。

3. 孩子胖了,优碳食养助力健康成长

成人肥胖增多的同时,我国儿童青少年肥胖率也在急剧上升,成为一个不容忽视的社会问题。据《儿童蓝皮书:中国儿童发展报告(2023年)》提供的数据,我国6岁以下儿童超重肥胖率达到了10.4%,6~17岁儿童青少年超重肥胖率则高达19%。肥胖不仅影响了儿童的体态美观,更对其身心健康造成了深远的不良影响。

比如,肥胖会对骨骼、肌肉系统造成过大压力,导致关节、骨骼、肌肉的

损害，影响儿童青少年正常的生长发育；再如，肥胖会影响儿童青少年的智力和认知发展，研究显示，肥胖儿童青少年的智力水平普遍低于体重正常的孩子，且肥胖程度越重，影响越大。又如，肥胖儿童青少年更容易遭受同伴的嘲笑和排斥，会导致自卑、孤僻等心理问题。此外，肥胖儿童青少年在成长过程中，往往面临更高的慢性病风险，如糖尿病、高血压、高脂血症等。

儿童青少年是国家的希望、民族的未来，我们都不愿意看到这样的结果。对于儿童青少年的肥胖问题，全社会都应当引起足够的重视，要深入探究造成儿童青少年肥胖的原因，并寻找真正有效的解决方法。

对此，国内外专家进行过大量的研究和探索，总结了引起儿童青少年肥胖的几类因素。

首先是遗传因素。肥胖具有遗传倾向，父母超重或肥胖，将会增加子女发生肥胖的风险。

其次是不良生活方式。在饮食上，膳食结构不合理、饮食行为不健康、婴幼儿喂养不当等，都是导致儿童青少年肥胖的重要因素；在作息上，缺乏充足的睡眠等也和儿童青少年肥胖密切相关。

最后是体力活动的减少。在现代生活方式下，儿童青少年体力活动水平普遍下降，导致热量消耗不足，引起脂肪堆积，从而造成肥胖。

在上述因素中，饮食是引起儿童青少年肥胖的关键因素。因此，对儿童青少年的食养调理十分关键。2024年初，国家卫生健康委编制了《儿童青少年肥胖食养指南（2024年版）》，为儿童青少年肥胖的预防和控制提供了食养方面的指导原则。

具体来看，该指南提出了"小份多样，保持合理膳食结构"的建议，强调儿童青少年的日常膳食要做到食物多样（每餐包括谷薯类、蔬菜水果、禽畜鱼蛋奶类和大豆坚果类等食物中的3类及以上），食物种类的数量为每天12种以上，每周25种以上，并要增加新鲜蔬菜水果、全谷物和杂豆在膳食中的比重，还要保证蛋白质摄入，尤其要注意摄入优质蛋白质。

对于儿童青少年肥胖问题，该指南强调应"控制膳食总能量摄入，做到吃饭八分饱"。在充分摄入营养素的同时，要控制精米白面的摄入，减少高油、高盐、高糖及能量密度较高的食物摄入，像油炸食品、甜点、含糖饮料和糖果等都应当少吃。

对于减重中的儿童青少年，该指南建议膳食能量在正常体重儿童青少年需要量的基础上减少20%左右。

此外，该指南对肥胖儿童青少年的饮食行为、身体活动、作息习惯等也提出了一系列的要求，如一日三餐应定时定量，强调吃好早餐，控制每餐膳食总能量的摄入以及慎选零食、不喝含糖饮料等；肥胖儿童青少年在运动时要按照循序渐进的原则，从每天20分钟中高强度运动，逐渐增加到每天20~60分钟；在作息方面，强调儿童青少年要保持充足的睡眠，养成早睡早起的好习惯。

分析《儿童青少年肥胖食养指南（2024年版）》，我们发现其中的很多建议和指导与优碳食养的核心理念不谋而合。优碳食养同样强调以全谷物、豆类、蔬菜等低碳水化合物、高膳食纤维的食物为主，通过优化食物种类和质量，达到控制血糖、预防肥胖的目的，并倡导通过合理运动来管理体重。

从优碳食养的角度来看，肥胖儿童青少年的日常调养应当注意以下几点。

第一是调整膳食结构。有肥胖问题的儿童青少年，其主食应以全谷物、杂豆和薯类为主，减少精制米面的摄入。全谷物和杂豆类富含膳食纤维和多种营养素，有助于控制血糖和体重。另外，要增加蔬菜和水果的摄入量，特别是深色蔬菜富含维生素、矿物质和膳食纤维，有助于促进肠道健康，应当让孩子多吃；还要选择鱼、禽、蛋、瘦肉、奶及奶制品、大豆及其制品等富含优质蛋白质的食物，但是在保证蛋白质充足摄入的同时，要避免过多摄入脂肪。

第二是合理安排三餐。早餐应包括谷薯类、蔬菜水果、动物性食物和豆类、坚果类等4类食物中的3类及以上，提供全天25%~30%的能量和营养素；午餐和晚餐应控制总能量摄入，避免暴饮暴食，同时保持食物种类的多样性；一日三餐应定时定量，避免晚餐过晚和过量摄入。

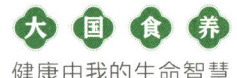

第三是适当增加身体活动量。鼓励儿童青少年多参与户外活动，如跑步、打球、游泳等，增加身体活动量，并要结合个人兴趣和身体状况，选择多种形式的运动方式，如集体游戏、健身操、瑜伽等。当然，肥胖儿童青少年的运动应遵循循序渐进原则，从低强度运动开始，逐渐增加运动量和强度。

第四是心理疏导与健康教育。学校、家庭应当关注肥胖儿童青少年的心理健康问题，为他们提供必要的心理疏导和支持。学校以及医疗机构也可以通过讲座、课程等形式，大力宣讲健康饮食和合理运动的知识，提高儿童青少年的健康素养。

总体而言，优碳食养理念与《儿童青少年肥胖食养指南（2024年版）》中的指导原则相辅相成，为儿童青少年肥胖的调养提供了科学的指导和有效的解决方案，让我们携手努力，共同守护儿童青少年健康成长。

4. "三高"人群，优碳食养全程护航

所谓"三高"，通常指的是高血压、高血脂和高血糖（糖尿病主要特征之一）。根据《"三高"共管规范化诊疗中国专家共识（2023版）》提供的数据，目前我国18岁及以上居民的高血压患病率为27.9%，糖尿病患病率为12.4%，血脂异常患病率为40.4%，而这"三高"常常合并存在。有研究显示，29.8%的门诊糖尿病患者同时合并有高血压和血脂异常，然而仅有5.6%的患者经治疗实现了"三高"达标。

"三高"对人体健康的危害是多方面的，而且它们相互联系、相互影响，危害很大。比如，高血压可诱发脑血管疾病、心血管疾病，甚至会影响视力，严重时可能导致失明；高血脂可导致动脉粥样硬化，可引发冠心病、肾动脉硬化、肾功能衰竭、高血压、胆结石、胰腺炎，还可能加重肝炎，并可导致男性性功能障碍、老年痴呆等；高血糖会损害身体的多个器官和系统，特别是眼睛、

肾脏、神经系统和心血管系统。此外，"三高"病程长，往往久病不愈，需要重复用药，反复治疗，不但占用大量医疗资源，还会吞噬巨额社会财富。

由于"三高"等代谢性疾病危害严重、影响深远，党和国家对此高度重视，积极落实健康政策。《"健康中国2030"规划纲要》明确提出了实施慢性病综合防控战略的任务要求，并设定了"降低重大慢性病过早死亡率"的发展目标，这为"三高"防治工作提供了总体指导和战略方向。《健康中国行动（2019—2030年）》也明确提出要推进"三高"共管，做好血压、血糖、血脂的规范化管理，具体计划是"到2030年高血压和糖尿病的规范管理率均提升至≥70%，治疗率和控制率持续提高，35岁及以上居民年度血脂检测率≥35%"。

2023年1月，国家卫生健康委办公厅还印发了《成人高血压食养指南（2023年版）》《成人高脂血症食养指南（2023年版）》《成人糖尿病食养指南（2023年版）》等食养指南，对"三高"人群提出了具体的食养原则和建议。

建议成人高血压患者在食物选择上应注意合理膳食，丰富食物品种，合理安排一日三餐；要注意"减钠增钾，饮食清淡"，也就是要减少食盐、含钠调味品以及各类加工食品的摄入，增加富钾食物（如新鲜蔬菜、水果和豆类等）的摄入。此外，要注意戒烟限酒，减轻精神压力，保持心理平衡，并要做到"吃动平衡"，将体重维持在健康范围内。

对于成人高脂血症患者，在食养方面要注意控制精米白面摄入，适量多吃含膳食纤维丰富的食物，并要保证蛋白质和膳食纤维摄入充足。同时，这类人群还应限制总脂肪、饱和脂肪、胆固醇和反式脂肪酸的摄入，同时适当增加不饱和脂肪酸的摄入。此外，要注意少盐控糖、培养清淡的口味，并要戒烟限酒，保持规律的生活作息，培养健康的生活习惯。

对于糖尿病患者，不仅要注意保持食物的多样性，还要慎重选择主食类食物，要做到主食定量，并要优选全谷物和低血糖指数的食物；烹饪方面注重清淡，控制油、盐、糖的摄入，同时限制或禁止饮酒和含糖饮料。此外，饮食应当有规律，要定时定量，以维持血糖平稳，加餐也要合理，以促进餐后血糖稳

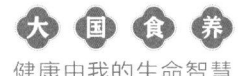

定；糖尿病患者应积极运动，以改善体质和胰岛素敏感性。

对于困扰人们的"三高"问题，优碳食养能提供全面的调理方案。"三高"等代谢类疾病通常是由不良的生活方式导致的，包括不合理的饮食结构和缺乏运动等。优碳食养通过优化低碳水化合物饮食技术，结合营养补充，可以达到"异病同治"的效果。它强调通过减少碳水化合物摄入，增加优质脂肪和优质蛋白质的比例，促使身体从以糖为主要能源转变为以脂肪为主要能源，从而改善代谢状态，降低"三高"风险。

优碳食养不仅关注饮食结构的调整，还结合了科学的运动指导和个性化的营养强化。短期强化方案通过饮食干预、营养强化、科学运动以及教练指导四个方面综合调理，快速启动燃脂，降低肥胖和"三高"风险；而长期维持方案则帮助人们确立健康的生活方式，持续维持调理效果，从源头上解决"三高"等代谢类疾病问题。

具体来看，在调整饮食结构方面，优碳食养强调在低碳水化合物的基础上，注重碳水化合物的质量，鼓励从富含膳食纤维的水果、蔬菜和粗杂粮中获取优质碳水化合物。在每日饮食中，减少精制米面、甜食等高 GI 食物的比例，增加全谷物、杂豆类、蔬菜等低 GI 且富含膳食纤维的食物摄入，并要根据个人情况调整总体碳水化合物摄入量；同时，适量增加富含不饱和脂肪酸的食物摄入，并可选择低脂且优质的蛋白质来源，如鱼类、豆制品等。

在营养补充方面，优碳食养提倡合理补充辅酶、抗氧化剂等多种成分，有助于保护肝肾功能、提高身体抗氧化能力并促进燃脂效率。同时，要根据个人营养需求适量补充维生素和矿物质，如维生素 B 族、维生素 C、维生素 E、钾、镁、钙等，这些营养素对于调节血压、血脂和血糖水平具有重要作用。

在科学运动方面，优碳食养强调运动与饮食的结合，以达到更好的调养效果，建议"三高"人群根据个人情况制订合适的运动计划，包括每周进行至少 150 分钟的中等强度有氧运动（如快走、慢跑等）和适量的力量训练（如举重、俯卧撑等）。运动前后应注意做好饮食调整和能量补充，而且力量训练应结合个人身体状况进行合理安排，避免过度训练导致身体损伤。

在生活方式的改进方面，优碳食养强调全面的生活方式调整，比如要保证充足的睡眠时间，这有助于身体恢复和代谢调节，并要戒烟限酒，以帮助降低心脑血管疾病的风险。此外，要保持积极乐观的心态，避免过度紧张和焦虑对身体的负面影响。

在实际应用中，我们可以将这些食养指南中的原则和建议与优碳食养的具体措施相结合，以便更加全面和科学地指导"三高"的调养。通过不断优化饮食结构、注重营养补充与强化、科学运动与生活方式调整等，可以有效改善"三高"引起的各种症状，提高"三高"人群的生活质量。

5. 迎战"第四高"，优碳食养筑牢防火墙

高尿酸血症，简单地说，就是血液中的尿酸水平升高过多，超出了正常范围。尿酸是身体代谢过程中产生的一种物质，正常情况下会通过尿液排出体外，但如果尿酸产生得过多或排泄不畅，就会导致尿酸在血液中积累，从而形成高尿酸血症。

高尿酸血症即使没有明显的症状，也应当注意控制，否则可能会引发一系列的健康问题，像痛风就是高尿酸血症的一种严重后果。当血液中的尿酸水平过高时，尿酸会析出结晶，沉积在关节、皮肤、肾脏等部位，这些结晶会引起炎症反应，导致关节红肿热痛、功能障碍，这就是我们常说的"痛风"。痛风发作起来非常痛苦，常常让人夜不能寐，行走困难。更糟糕的是，除了关节损害外，痛风还可能引起肾脏病变等其他问题。

高尿酸血症与痛风形成的因素很多，其中饮食习惯比较关键。比如，有的人长期大量进食高嘌呤食物，如肉类、海鲜、动物内脏等，而这些食物在代谢中会产生大量的尿酸，身体如不能及时地将尿酸排出体外，就会导致血尿酸水

健康由我的生命智慧

平升高,引起高尿酸血症,更进一步则会发展为痛风。

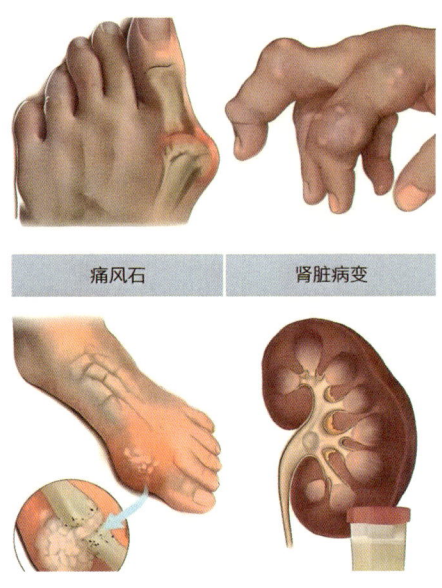

痛风示意图

近年来,人们的生活水平显著提升,很多人顿顿享用肉类、海鲜,再加上其他方面的影响,如体力活动减少、作息不规律,导致人体的代谢功能下降,使高尿酸血症及痛风的发病率逐年上升,甚至为"三高"家族增添一员,成为了继高血压、高血脂、高血糖之后的"第四高",严重威胁着国民的身体健康和生活质量。

数据显示,我国成人高尿酸血症患病率高达14%,患者总数约1.85亿,其中痛风患者超过2500万。值得注意的是,高尿酸血症和痛风均呈现低龄化趋势,青少年男性高尿酸血症发生率超过40%,远超成年男性的比例,这一现状更应当引起我们的高度重视。

为了有效预防和控制高尿酸血症及痛风,国家卫生健康委办公厅发布了《成人高尿酸血症与痛风食养指南(2024年版)》。该指南从人民的健康需求出发,旨在通过科学合理的膳食指导,改善高尿酸血症与痛风人群的生活质量,提高居民的营养健康水平。

《成人高尿酸血症与痛风食养指南（2024年版）》的核心原则与建议包括以下几点。

第一，食物多样，限制嘌呤。建议每日摄入谷薯类、蔬菜水果、畜禽鱼蛋奶、大豆和坚果等多种食物，确保营养均衡。指南还特别指出，动物内脏如肝、肾、心等嘌呤含量高，日常膳食应尽量避免；而鸡蛋蛋白、牛奶等嘌呤含量较低，可放心食用。此外，豆制品经过再加工后，嘌呤含量有所降低，可以适量食用。

第二，蔬奶充足，限制果糖。鼓励成人每天摄入至少500克新鲜蔬菜，特别是深色蔬菜应占一半以上。另外，由于乳蛋白是优质蛋白的重要来源，可以促进尿酸排泄，所以建议每天摄入300毫升以上的奶及奶制品。同时，应限制果糖含量高的食品，如含糖饮料、鲜榨果汁等，以免诱发代谢异常并引起胰岛素抵抗。

第三，足量饮水，限制饮酒。定时、规律性饮水可促进尿酸排泄，建议每日饮水量在2000~3000毫升，优先选用白水，也可饮用柠檬水、淡茶、无糖咖啡及苏打水，但应避免过量饮用浓茶、浓咖啡等刺激性饮品。此外，由于饮酒会增加高尿酸血症与痛风的风险，应尽量避免或严格控制。

第四，科学烹饪，少食生冷。提倡少盐少油、减少调味品的清淡膳食，每日食盐摄入量不超过5克，烹调油不超过25~30克，并要减少油炸、煎制等高油烹饪方式，提倡肉类汆煮后食用，尽量不喝汤。此外，痛风患者应少吃生冷食品，如冰激凌、生冷海鲜等，以免损伤脾胃功能，并可能导致尿酸盐结晶的析出增加。

第五，吃动平衡，健康体重。超重和肥胖是高尿酸血症与痛风的危险因素之一。建议通过改善膳食结构和增加规律运动，实现能量摄入小于能量消耗的目的。为了避免减重速度过快，可以将每周减重控制在0.5~1.0公斤。运动以低至中强度的有氧运动为主，如慢跑、走路、骑自行车等，避免过度运动。

对于高尿酸血症与痛风问题，优碳食养也能发挥重要作用，具体的调理思路是"逆转胰岛素抵抗并额外注意尿酸管理"。在胰岛素抵抗状态下，身体会分泌更多的胰岛素，可能让肾脏更多地吸收钠盐，引起体内体液潴留，进而会影响肾脏排泄尿酸，导致血液尿酸水平升高。因此，我们需要特别重视逆转胰岛素抵抗和尿酸管理。

从逆转胰岛素抵抗来看，首先要做到优化碳水化合物摄入，为此可以选择低GI的食物，如全谷物、薯类、杂豆类等，这些食物能够缓慢释放糖分，避免血糖急剧升高，有助于减轻胰岛素抵抗；其次要减少精制糖和加工食品的摄入，这些食品通常GI较高，会加剧胰岛素抵抗；最后要增加膳食纤维摄入，有助于改善肠道健康，提高胰岛素敏感性。建议每日膳食纤维摄入量为25~30克，可通过多吃蔬菜、水果、全谷物等食物来实现。此外，要注意摄入适量的健康脂肪，如单不饱和脂肪酸与多不饱和脂肪酸，有助于维持胰岛素敏感性，而橄榄油、坚果、鱼类等食物是健康脂肪的良好来源，可以适量食用。

从尿酸管理来看，可以参考以上建议，限制高嘌呤食物摄入，增加低嘌呤食物的摄入，并要保持充足的水分摄入，以促进尿酸排泄。

当然，除了饮食调整外，优碳食养也强调结合适度的运动和生活方式干预。运动有助于改善胰岛素抵抗、促进尿酸排泄和维持健康体重；而保持良好的作息习惯、戒烟限酒等也有助于整体代谢功能的提升。

综上所述，尽管高尿酸血症与痛风问题日益严峻，但国家发布的《成人高尿酸血症与痛风食养指南（2024年版）》为我们提供了明确的指导和建议。优碳食养也为我们在实践中提供了更多的可行方案，让我们从日常做起，关注健康，科学食养，远离"第四高"带来的健康困扰。

6. 慢性肾病，优碳食养可尝试

在慢性疾病中，慢性肾脏病的影响不容小觑。据统计，全球成年人慢性肾脏病患病率超过 10%，慢性肾脏病每年导致 120 万人死亡。在中国，慢性肾脏病的形势同样严峻。患病率约为 10.8%，这意味着每 10 个成年人中就有一个患有慢性肾脏病，患者总数超过一亿人，而中末期肾病患者正以每年超 10 万人的速度增加。

鉴于肾脏疾病的严重性和普遍性，国家卫生健康委在 2024 年发布了《成人慢性肾脏病食养指南（2024 年版）》，旨在通过科学合理的饮食管理，预防和控制慢性肾脏病的发展。这一指南的出台，体现了国家对肾脏健康问题的高度重视。

该指南首先对慢性肾脏病的定义做了明确的说明，并根据肾小球滤过率的水平将慢性肾脏病分为 1~5 期，每期的病情严重程度和防治目标都有所不同。这有助于社会大众更好地认识肾脏疾病，并更加重视肾脏健康。

该指南提到了中医对慢性肾脏病的认识与分型。中医对肾病的认识历史悠久。在中医上，慢性肾脏病往往被归入"肾衰""虚劳"等，其证型包括本虚证和标实证，治疗时各有侧重点。

在食养方面，该指南给出了全面的指导，旨在通过合理的膳食干预来延缓肾脏疾病的进展，改善营养状况并提高生活质量。比如，在食物种类方面，主张丰富多样，并按照慢性肾脏病的分期合理选配，像 1~2 期的患者就要以植物性食物为主，而 3~5 期的患者在植物性食物为主的基础上，实施低蛋白饮食，以减轻肾脏负担并满足健康需求。

在能量摄入方面，该指南推荐的能量摄入量是每日每公斤理想体重 30~35 千卡，超重或肥胖患者要适量减少。

此外，在蛋白质、蔬菜水果、盐、油脂、磷和钾的摄入上，以及科学饮水方面，《指南》也有相应建议，患者可合理选择食养物质，养成良好的生活方式，做好定期检测，把自我健康管理融入日常生活。

在慢性肾病管理中，优碳食养作为一种新兴的健康管理手段，正逐渐受到关注。优碳食养通过优化碳水化合物的摄入，选择低升糖指数、富含膳食纤维

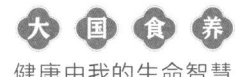

的食物，有助于稳定血糖水平，减轻肾脏负担。对于慢性肾脏病患者而言，合理进行优碳食养，可以进一步改善病情，提高生活质量。

比如，慢性肾脏病 1~2 期的患者，在食物选择和搭配上可以优先选择低升糖指数的食物，如全谷物（糙米、燕麦）、杂豆类（黑豆、红豆）、非淀粉类蔬菜（菠菜、西兰花）等。同时，要增加膳食纤维的摄入，如多吃豆类、坚果和种子类食物，以及全谷物产品。在蛋白质方面，虽然这个阶段的患者蛋白质限制不严格，但仍需注意选择优质蛋白（如鱼、禽、蛋、奶及大豆制品），并适量摄入。此外，患者要注意均衡饮食，少食多餐，有助于维持血糖稳定。

对于慢性肾脏病 3~5 期的患者而言，则要实施低蛋白饮食策略，蛋白质摄入总量为每日每公斤理想体重的 0.6 克。优质蛋白的摄入量应占总蛋白的 50% 以上，优先选择鱼、禽、大豆等。

在碳水化合物方面，要减少米、面等精制碳水化合物的摄入，选择蛋白质含量低、能量密度高的食物作为主食，如薯类（红薯、土豆）、淀粉制品（绿豆粉丝）等，并通过增加膳食纤维的摄入来延缓碳水化合物的消化速度，稳定血糖。此外，要注意限制盐和油，每日盐摄入量不超过 5 克，严重水肿时应进一步减少至 3 克以下；烹调油摄入量控制在每日 25~30 克，避免过多摄入高脂肪食物。

对于慢性肾脏病 5 期透析阶段的患者而言，要根据患者的具体情况，如残余肾功能、营养状况、并发症等制订个性化的饮食计划。同时，继续遵循低蛋白、低升糖指数的饮食原则，但可适当调整蛋白质和碳水化合物的摄入量以满足透析治疗的需求。此外，要定期监测患者的营养状况，包括体重、血清蛋白水平等指标，必要时给予营养健康食品如膳食营养补充剂、肾病型能量补充剂等，以改善患者的营养状况。

在通过优碳食养进行饮食调理的同时，慢性肾脏病患者还要注意规律进餐，一日三餐的时间最好固定下来，如果要加餐，也应尽量安排在固定时间进行，避免过度饥饿或暴饮暴食。此外，鼓励身体情况稳定的患者进行适量的有氧运动、抗阻运动和灵活性运动，以提高身体素质和免疫力。

与此同时，患者及家属也应当增强主动学习的意识，提升自己对优碳食养重要性的认识，可以重点了解相关的营养知识和烹饪技巧。当然，家人也要多多关注患者的心理健康状况，提供必要的心理支持和干预措施。

肾脏健康关乎每个人的生活质量与寿命长短。通过科学合理的优碳食养，我们不仅可以预防和控制慢性肾脏病的发展，还能提高患者的生活质量。因此，让我们从日常饮食做起，关注肾脏健康，共同守护"生命之源"。

7. 孕前和孕期，优碳食养添安心

食养与优生优育也息息相关。当前，中国人口存在的一个重大问题是老龄化与少子化并存。老龄化会影响当代，而少子化则会影响未来。

那么，科学食养对改变人口状况能产生哪些积极的作用呢？它可以为减少少子化问题提供帮助吗？

就拿孕前食养来说，它能够缓解"不想生"的问题。如今社会生活压力较大，房贷、教育、医疗等经济压力确实对年轻人的生育意愿造成了严重影响，而食养能够强壮身心，提升个体的整体健康水平，一定程度上可减轻因身体原因而产生的"生育焦虑"，让年轻人能够更加自信地面对生育的挑战。

食养还能解决"不能生"的问题。肥胖、"四高"等健康问题不但会让人早早丧失劳动力，还可能丧失生育能力。食物质量下降、食物污染，导致男性精子数量和质量下降，女性卵子的质量、气血下降，结果是不孕不育增多，人工受孕增多。科学的食养能够调整饮食结构，改善身体状况，助力年轻人提升生育能力。同时，选择高质量、无污染的食物，也能够保护男性和女性的生育能力。

"能生生不好"的问题也能靠食养来解决。我们常说"优生大于优育"，这意味着生育前要通过食养等方式提升父母双方的身体素质，才能为健康孕育打

下坚实的基础。比如，男性通过食养提升精子的数量和质量，使得"种子"颗粒饱满；女性重视食养，不仅能改善卵子质量，还能提升气血状况，提高子宫健康水平，使得"土壤"肥沃，从而达到较好的孕育条件。在孕前，优碳食养建议准爸爸和准妈妈共同接受短期方案的强化调理，重点是增加优质蛋白质摄入。蛋白质是构成生命的基本物质，对精子和卵子的形成至关重要，所以建议夫妻双方多食用鱼、禽、蛋、瘦肉等富含优质蛋白质的食物。同时，应补充必需脂肪酸如 Omega-3 脂肪酸，对改善精子质量、促进卵子发育有积极作用，而脂肪酸可以通过食用深海鱼、亚麻籽油等食物获取。此外，准爸爸和准妈妈需要补充维生素和矿物质，特别是叶酸、铁、锌等营养素对预防胎儿神经管缺陷、贫血等问题具有重要意义，建议夫妻双方多食用绿叶蔬菜、水果、全谷类食物等富含维生素和矿物质的食物。当然，准爸爸和准妈妈也要注意戒烟限酒，避免熬夜，还要保持充足的睡眠和适度的运动，以改善身体机能，提高生育能力，有助于孕育健康、活泼可爱的宝宝。

做好孕前食养之后，我们还不能掉以轻心，因为孕期食养是优生优育的重要基石。科学合理的饮食调养，能够为胎儿提供充足的营养支持，促进其各器官系统的正常发育，同时也有助于孕妇维持良好的身体状态，并减少孕期并发症的发生，实现母婴双赢。

现在人们对孕期食养越来越重视，但我们要注意到部分孕妇及其家人缺乏科学的饮食知识，在食养方面显得较为盲目。比如，为了追求营养过度进补，或听信某些传言偏食某种食物，造成营养失衡等。这些做法不仅无法为母婴提供足够的营养支持，反而会酿成不良后果，如孕期肥胖、妊娠期高血压、糖尿病等，都是困扰孕期妈妈的问题，而胎儿也会出现发育迟缓、出生后巨大等多种问题。

因此，孕期食养也应当采用科学、有效、安全的技术和手段，优碳食养恰好符合这一要求。优碳食养非常注重食物的来源、加工方式及烹饪方法，能够确保营养素的完整性和生物活性，为孕妇和胎儿提供全面、均衡、高效的营养支持。这不仅有助于胎儿各器官系统的正常发育，降低出生缺陷风险，还有助于孕妇控制体重增长，预防孕期并发症的发生，保持良好的身体状态。

在怀孕期间，优碳食养建议怀孕妈妈接受长期方案调理。在具体操作时，怀孕妈妈需要注重以下几个方面：第一是要注意"个性化"，即根据怀孕妈妈的体质、孕周、营养需求等因素，制订科学合理的饮食计划。第二是要增加能量摄入，随着孕期的推进，怀孕妈妈的能量需求逐渐增加，建议在孕前饮食的基础上，每日平均增加约200千卡的能量摄入，具体的量应根据怀孕妈妈的体重增长速度、代谢状况以及胎儿发育情况等因素进行合理的调整。第三是要注意食材的"优质"，即把握好食材的新鲜度、来源和安全性，优先选择富含优质营养素的食物。第四是要做好食物的"营养搭配"，确保蛋白质、碳水化合物、脂肪、维生素、矿物质等营养素的均衡摄入，避免营养失衡，尤其要注意保证怀孕妈妈摄入足够的优质蛋白质，以满足胎儿生长发育的需要。为此，怀孕妈妈可以适当多食用一些鱼、禽、蛋、瘦肉等富含优质蛋白质的食物，同时要注意补充矿物质和维生素，特别是钙、铁、锌、碘等矿物质以及维生素A、维生素D、维生素C等，这对孕妇和胎儿的健康至关重要。此外，建议怀孕妈妈多食用富含这些营养素的食物，如牛奶、鸡蛋、动物肝脏、绿叶蔬菜等。第五是要选择"健康的烹饪方式"，尽量采用蒸、煮、炖等健康的烹饪方式，减少油炸、烧烤等高脂高盐食物的摄入。

与此同时，怀孕妈妈还要避免盲目进补，特别是不能大量服用高营养的食物和保健品，以免出现营养过剩或摄入有害物质。优碳食养鼓励怀孕妈妈进行适量的身体活动，如散步、瑜伽等，不仅有助于促进营养吸收，还能维持体重的适度增长，对怀孕妈妈自身和胎儿的健康都是有好处的。当然，家庭也要给怀孕妈妈提供必要的支持，如给予孕妇足够的陪伴和心理安慰，以缓解孕期心理压力，促进身心健康。此外，怀孕妈妈应定期接受营养检测和评估，以便及时调整饮食计划，确保母婴营养需求得到满足，真正实现"宝宝更健康，妈妈更美丽"的食养目标。

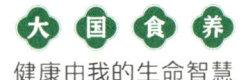

8. 产后恢复，优碳食养助力元气回归

在女性的生命历程中，产后是一段既充满喜悦、又富有挑战的时期。新生命的到来，为新妈妈带来了无尽的幸福感，但随之而来的身体显著变化可能会让她们手足无措。

许多新妈妈在产后都面临母乳质量不高、身材走样、肚皮松弛、乳房下垂及阴道松弛等多种问题。有的新妈妈急于追求改变，盲目采用一些调理方法，结果不但效果不理想，还可能对身体造成二次伤害。

比如，部分新妈妈因营养不均衡或身体疲劳等原因，母乳质量下降或母乳不足。这时候，家人可能会准备一些油腻的汤水来催乳，这不仅容易导致新妈妈体重快速增加，还可能引起乳汁淤积，造成乳房不适或疾病，进而影响宝宝的健康。

再如，面对产后严重走样的身材，新妈妈可能选择节食，或做一些剧烈运动以求恢复身材。但产后节食会导致营养摄入不足，影响身体的正常恢复，而且节食可能引起新陈代谢降低，身体反而更容易储存脂肪，导致反弹式增重；至于产后剧烈运动则会增加身体负担，不但会影响伤口愈合和子宫复旧，还可能引发身体疲劳、肌肉酸痛，更有可能影响新妈妈的情绪和睡眠。

在怀孕和生产过程中，女性的腹部、乳房和阴道都会发生显著变化。产后，这些部位往往难以迅速恢复到孕前状态，有的新妈妈采用不当的调理方式后可能引发乳腺炎、阴道感染等问题。

为了避免这些问题，新妈妈要注意产后科学、正确地自我调养，而食养作为其中重要的组成部分，不容忽视。食养不仅能够为新妈妈提供充足的营养，促进身体的恢复，还能提高乳汁的质量，为宝宝的健康成长提供有力的支持。

优碳食养可作为新妈妈科学恢复的良好选择。在优碳食养实践中，新妈妈应注意以下几点。

第一,选对碳水化合物。新妈妈宜选择全谷物、薯类和豆类等高质量碳水化合物食材,这些食物能够为新妈妈提供持久且稳定的能量供应,而且富含膳食纤维,有助于消化系统的恢复和预防便秘。另外,可以选择低血糖指数的碳水化合物食物,如糙米、燕麦、玉米等,有助于控制血糖水平,减少脂肪堆积。

第二,均衡营养摄入。比如,适量摄入鱼、禽、肉、蛋、奶等食物,以获得优质蛋白质;适当增加新鲜蔬菜和水果的摄入量,以获得丰富的维生素、矿物质和膳食纤维;适量摄入富含健康脂肪的食物,如橄榄油、坚果、鱼油等,有助于帮助身体恢复和提高乳汁质量。

第三,合理安排饮食。由于新妈妈的肠胃功能尚未完全恢复,因此应采用少食多餐的方式进食,既有助于消化又能保证营养的持续摄入。在烹饪时建议采用清淡的蒸煮等方法,既能保留食物的营养成分,又有助于新妈妈消化吸收。

第四,避免不良饮食习惯。比如,油腻和辛辣食物可能加重肠胃负担,影响新妈妈身体恢复,要避免食用;高糖、高盐和高脂肪的零食也应避免。新妈妈应选择健康的零食,如坚果、水果或低脂乳制品等。

当然,不同体质的新妈妈对营养的需求可能有所不同。因此,优碳食养还应根据个人体质和营养需求进行合理调整食谱,而且要考虑季节和环境变化调整产后饮食,像在寒冷季节就可以适当增加热量摄入,为身体保暖。

这里要提醒新妈妈,产后恢复是一个循序渐进的过程,新妈妈应保持积极乐观的心态,避免过度焦虑和紧张;家人也应给予新妈妈足够的关心和支持,共同度过这一特殊时期。

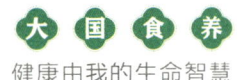

健康由我的生命智慧

9. 银发养生，优碳食养相伴岁月静好

伴随着年龄增长，老年人的身体机能逐渐衰退，不可避免地面临诸多健康挑战，如免疫力下降、骨质疏松、心血管疾病风险增加、认知功能下降等。因此，老年人的养生需求变得越来越迫切和重要。通过科学合理的养生方式，老年人也可以做到增强体质，延缓衰老，提高生活质量，从而度过一个少病痛、多幸福的晚年时光。

随着我国老龄化的到来，老年人养生已成为社会关注的焦点。然而，在养生热潮中，部分老年人因信息获取渠道的局限，或辨别能力不足而陷入认知误区，盲目追求所谓的"神奇疗法"或"保健品"，结果不仅没达到预期的养生效果，反而损害了健康，更有甚者上当受骗，身心都受到重创。这种现象不但浪费了老年人的金钱和精力，还加剧了社会的信任危机。

老年人养生保健必须讲究科学，要根据老年人的生理特点和健康状况，采用科学的方法和手段，进行有针对性的养生调理。科学养生不仅要强调个性化，还要兼顾综合性和长期性，更要通过改善生活方式、优化饮食结构、加强体育锻炼等方式，全面提升老年人的身体素质和疾病抵抗力。

在老年人养生方面，优碳食养的表现十分突出。优碳食养通过调整饮食结构，减少高升糖指数的碳水化合物的摄入，增加优质蛋白质和健康脂肪的比例，同时根据老年人的个体差异进行精准营养补充，就能达到调节代谢、改善健康的目的。

对老年人来说，优碳食养能起到全方位的改善效果。如：能够改善血糖管理，降低糖尿病风险；能够减轻体重，预防肥胖及相关疾病；能够增强免疫力，提高身体对多种疾病的抵抗力；能够促进肠道健康，改善消化功能；能够保护心血管健康，减少心血管疾病风险。

在老年人优碳食养实践上,成功的案例很多。例如,74岁的侯女士,多年前生孩子的时候就出现了血压过高的问题,之后血压一直不稳,但患者自觉没有什么明显的症状,也没有予以重视。随着年龄的增长,生活、工作压力与日俱增,患者的血压问题越来越严重,发展到了不吃药不行的地步。然而,药是换了不少,用量越来越大,但血压问题就是得不到缓解。

在进行优碳食养调理之前,侯女士的用药量已达到博苏5毫克半片,压氏达5毫克半片,厄贝沙坦0.15克一片,有时还要加一粒药。这么多药有时还是控制不住血压,如果傍晚血压高达180/75~85,就只好另外加药,患者对此十分苦恼。在接受优碳食养一个周期42天的调整时,侯女士开始减药,药吃得最少时一天只服用半片压氏达,血压就能稳定在120/70左右。此后两年中,侯女士的血压得到了良好控制,每天只吃半片降压药,冬天太冷时才加到一片。

除了对高血压有效外,侯女士还发现自己的体重减轻了,感觉身体状态良好,精神十足,甚至可以独自驾车去远郊区游玩。优碳食养还让侯女士习惯了正确的生活方式,即平衡膳食,每天运动,身体和生活都比以前改善了很多。在另一个案例中,66岁的患者也依靠优碳食养明显改善了健康状态。进行优碳食养前,患者体重82公斤,身患多种疾病,包括心脏供血不足、全身动脉硬化、高血压、高血脂、中度脂肪肝、脑白质变性、冠心病、慢性胃炎、结肠炎等。患者多年来被病痛折磨,为治病花费了大量时间和金钱,甚至有过"把药当饭吃"的经历,但身体状况并没有明显改善。

2013年4月,患者接受了优碳食养的干预。患者顽固的体重减掉了2.6斤,40天减掉了14斤,而且血压平稳,于是他停服降压药,血脂、血糖都恢复正常,而慢性胃炎、结肠炎也大有好转。

在接受了第二轮的短期调整后,患者体重减了28斤,心脏由供血不足引起的前胸阵痛、胸闷、早搏等问题也明显好转,身体感觉更加轻松,走路干活也不容易疲累,精神状态好了很多。

众多的案例显示出优碳食养在干预和调理老年人健康状况方面的优越性,

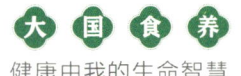

老年人要想让优碳食养发挥理想的效果,具体执行时需把握好以下几点。

首先,做好饮食结构的调整。第一是减少碳水化合物的摄入。老年人应适当减少主食中精制米面的比例,增加粗粮、杂粮的摄入,如小米、荞麦、燕麦等,以减少血糖波动,减轻胰岛负担。第二是增加优质蛋白质的摄入,可以多从畜禽肉蛋类、水产类、奶类及大豆制品等获取优质蛋白质和必需脂肪酸。第三是控制总热量摄入,应根据老年人的身体活动量和代谢率,合理控制总热量摄入,避免肥胖和超重。第四是补充维生素和矿物质。老年人由于消化吸收功能下降,容易出现维生素和矿物质的缺乏,应根据具体情况,适当补充钙、维生素 D、维生素 B 族等营养素。第五是增加膳食纤维的摄入。老年人平时可以多吃蔬菜、水果和全谷物等富含膳食纤维的食物,有助于改善肠道功能,预防便秘和肠道疾病。第六是关注特殊营养素,如 Omega-3 脂肪酸、抗氧化剂等,这些营养素对老年人的心血管健康、认知功能等都能产生很多益处。

其次,做好生活方式的干预。一是要鼓励老年人进行适量的有氧运动、抗阻运动和平衡训练,以提高身体素质,增强免疫力;二是要关注老年人的心理健康,提供心理支持和干预,帮助他们保持积极乐观的心态;三是要定期监测老年人的体重、血糖、血压等生理指标,以便及时发现并处理健康问题。

需要注意的是,在应用优碳食养时,应根据老年人的具体情况制定个性化的饮食方案,避免一刀切。另外,老年人应在医生或营养师的指导下进行营养补充和调整饮食结构,避免盲目跟风或自行调理。我们还要鼓励老年人与家人共同进餐,保持积极的社交活动,以提高食欲和心理健康水平。

10. 运动达人,优碳食养增活力

人在运动时会消耗大量的能量和营养素,经常运动的人如果不懂得健康食养,很可能会因为运动而损害健康。合理的饮食调养能确保运动达人在运动后迅速恢复体力，并预防运动性疾病的发生。

随着运动科学的发展，运动人群越来越重视食养的作用。但在实践中，很多人却常常出现错误的做法，不仅无法达到预期的效果，还可能产生很多不良后果。

比如，运动员或健身爱好者们为了减重，经常采取极端的节食方法，导致能量和营养素摄入不足，影响运动表现和身体健康；还有一部分人过度依赖蛋白粉、能量饮料等营养补剂，忽视了基础饮食的重要性，导致营养不均衡；还有忽视碳水化合物的摄入，导致肌肉分解、疲劳感增加，甚至影响运动能力。那么，运动人群该如何选择适合自己的食养方案呢？优碳食养给出了以下答案。

优碳食养方案有助于减少体内糖原储备，迫使身体更多地利用脂肪作为能量来源，从而促进脂肪的燃烧。另外，通过摄入优质蛋白质，可以确保肌肉在减脂过程中不流失，有助于保持肌肉的质量。优碳食养所提倡的合理营养补充有助于人们在运动后迅速恢复体力，提高运动表现，而均衡的营养摄入可以预防运动性贫血、运动性疲劳等运动性疾病的发生。

想要达到以上效果，需要把握好以下几点。

（1）要根据个人的运动强度、体重、身高、年龄等因素，制订个性化的饮食计划。同时，要保持规律的饮食习惯，定时定量进食，有助于维持血糖稳定，提高运动表现。

（2）要注意控制碳水化合物摄入，宜选择低升糖指数的食物，如糙米、燕麦、蔬菜等，避免高糖食物。

（3）要注意增加优质蛋白质摄入，宜选择瘦肉、鱼类、豆类等富含优质蛋白质的食物。

（4）要适量摄入"健康脂肪"，饮食以植物油为主，适量摄入坚果、鱼类等富含健康脂肪的食物，并要避免过多摄入饱和脂肪和反式脂肪，以免增加患心血管疾病的风险。

（5）要适当补充维生素和矿物质，比如，可以多吃富含维生素和矿物质的食物，如蔬菜、水果、全谷类和坚果等；频繁参加运动或比赛的人群还可适量补充维生素和矿物质补剂。

（6）要合理安排运动，将有氧运动和无氧运动相结合，以提高身体代谢率，促进脂肪燃烧。

（7）要注意保持水分平衡，在运动过程中要及时补充水分，避免缺水。但运动后要避免一次性大量饮水，以免引起胃肠不适。

运动达人们在科学食养的同时，也要关注个体差异，因为我们每个人的身体状况和代谢率都是不同的，所以要随时监测身体对饮食和运动计划的反应，以便及时调整食养方案，达到较好的食养和锻炼效果。如果需要额外补充运动营养补剂如蛋白粉、电解质饮料等，应在专业人士的指导下进行，不宜自己随意补充。

第三篇

食养素养
健康生活的全面升华

第一章　从点到面，全面优化生活方式

看到这里，相信读者们已经对食养有了相当的了解，甚至已完成了对食养理念的重塑，明确了其作为健康基石的重要意义。然而，食养只是健康养生的一部分，还不足以确保健康的持久陪伴，我们还需要积极提升个人的健康素养，为全面提升健康品质和生活品质做好准备。

提升健康素养，优碳食养理念可作为一条金线，贯穿于各种养生方式当中，引领我们的日常养生，走上更加健康的生活道路。

我们可以优碳食养这一养生的基本元素作为起点，把健康的养生方式逐步辐射到生活的方方面面，如心情的调适、运动的融入、睡眠质量的提升、戒烟限酒的自律实践等，由点到面，无限拓展，全面构建、优化我们的生活方式，深度照顾自然本能、促进身体健康。

我们每个人不仅是健康的追求者，更是生活的艺术家，在日常生活的每一个细节中，我们如果能坚持健康的生活方式，把养生作为健康的保护者，把健康作为生活的底色，那我们必定可追求到更幸福的人生。

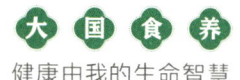

健康由我的生命智慧

1. 提升健康素养，拥抱健康生活

看到这个标题，有的人可能会问这样的问题："这是一本讲食养知识的书籍，为什么还要讲'素养'？"

这主要有两方面的原因。第一个原因当然是为了更好地获得健康，因为食养不是目的而是手段。真正的健康涵盖了更多的生活方式因素，食养仅仅是其中的一种，我们还要考虑食养以外的诸多因素，如心情改善、规律运动、充足睡眠、戒烟限酒等，使用"素养"这个词，能更全面地覆盖这些影响健康的关键要素。即便我们面对的是食养类的问题，如肥胖、"四高"等代谢性问题，也需要结合全面的"素养"提升，才能与食养形成"合力"，达到更好的健康效果。至于那些非食养主导的健康问题，就更需要全面提升健康素养，才能获得更好的解决。

第二个原因是为了更好地进行食养，我们必须强调素养。也就是说，我们在接受食养调理的同时，要提升自己的健康素养，或者说在食养调理的同时要接受健康教育，健康素养提升了，食养才能得到更好的贯彻落实，效果也才会更加理想。这里面的原因其实很好理解，如果食养仅仅停留在行为和体验的层面，是不容易坚持下去的，更无法形成长期的习惯，不可能从根本上改变一个人的生活方式。我们只有通过不断提升健康素养，才能将食养从浅层的行为体验转化为深层的认知，并形成一种强大的内驱力，推动个人更加自觉地、持续地践行健康的生活方式。

实践证明，边接受食养调理边接受素养教育，边食养边提高的健康素养模式是非常成功的。这种结合不仅让我们能更好地理解健康变化背后的原因，还能激发我们践行正确生活方式的积极性和主动性。有了理性的支撑，内驱力才会更长久、更持续地发挥作用。

当然，提升健康素养也要注意时机，在实践中，我们把这种时机称为"黄金窗口期"。这个窗口期是从什么时候开始的呢？用形象的语言来描述，那就是从一个人"不见棺材不落泪"时开始的。这句话听起来有些夸张，但的确在生活中经常可见，比如，在没有失去健康的时候，人们普遍不太重视健康问题，往往要到疾病来袭，身心体验到了痛苦后，健康意识才会强烈地觉醒，也才会主动去寻求健康，这就叫"不见棺材不落泪"。从这时起，我们就进入了接受健康教育的"黄金窗口期"。

那么，这个窗口期什么时候会结束呢？我们还是用形象的说法来描述，那就是"好了伤疤忘了疼"。有的人在健康检查时发现身体出了问题，之后接受了各种治疗，甚至躺上了手术台。他们这时的心情往往是十分懊悔，一般会产生这样的想法："这次我要是康复了，以后一定要好好爱护自己的身体，不能再胡吃海塞、大鱼大肉……"可是，等他们真的恢复健康后，又会把之前的健康教育抛诸脑后，并重拾不利于健康的生活方式，这就是典型的"好了伤疤忘了疼"。

既然大多数人身上普遍存在这种情况，我们就需要顺势而为，用好"黄金窗口期"去接受"借由体验去向感悟""借由食养去向素养"的健康教育，形成强大的内驱力，进而自觉坚持正确的行为方式、生活方式。

这里所说的"借由体验去向感悟"，是一条健康素养提升的难得的路径，因为我们只有亲身体验过食养带来的身体变化，包括睡眠变化、形象变化以及自我愉悦感、精力、体力等诸多变化，才更容易建立正确的"食养观"，即食养对健康有显著的作用，而且与吃药、做手术等方式相比，食养不但不痛苦，效率还会更高，也没有不良反应。

这种体验会改变我们对食养的态度，也会推动我们主动了解食养，研究食养的奥秘，掌握食养的核心方法。

张先生就有过这样的经历。61岁的他长期忽视身体健康，再加上不健康的生活方式影响，张先生的身体早已处于亚健康状态，并不时发出警示信号。

健康由我的生命智慧

早在2010年，张先生的右臂就出现了局部麻痹和动作障碍；2011年，张先生发生了左膝盖滑膜炎和退行性骨痛病。张先生接受了单位体检，结果显示他的体重已经接近200斤，严重超标；心脏和大脑严重供血供氧不足，已影响到记忆和反应速度；血压检测达到90~150毫米汞柱；肝功能受损已达"中度脂肪肝"。此外，他的眼压、脂蛋白、尿酸等13项健康指标也出现了问题。尽管如此，他还错误地认为上了年纪难免有些病症，没必要太紧张，结果导致各种疾病状态发展越来越严重。

2012年末，经从事医学研究的专家与朋友们真诚劝说，他抱着试一试的态度参加了优碳食养训练营。一个周期的短期强化后，他的体重由192斤下降到158斤，高血压恢复到120/80。自体重下降后，他就自然停用降压药，直到现在，血压也一直保持正常。长期困扰他的膝盖疼、腰腿疼等肢体疼痛感也已悄然隐退，中度脂肪肝转为基本正常。过去每天头重脚轻，昏昏欲睡，现在即使不睡午觉，也整日精力充沛，走路健步如飞，朋友们都说他"似乎换了个人"。

张先生的经历让他明白之前多么缺乏健康意识，对正确的生活方式称得上是"无知"。现在他已深刻认识到，健康的身体来自对健康的认知，而具有健康大智慧才是完美人生的基石和保障。

这就是一个"借由体验去向感悟"的典型案例。很多人往往要坚持正确的生活方式一段时间，获得良好的体验后，才会从观念上认识生活方式的重要性，进而相信践行的健康生活方式是可带来健康的。相反，不遵循正确的生活方式，就会损害或失去健康。在这个过程中，我们会更加深刻地认识到健康的宝贵；在重获健康时，才会感到无比喜悦，而这也会让积极主动维持健康的意愿大大增强，这正是健康素养不断提升的重要表现。

事实上，健康素养的提升不仅可以实现"防治结合"，还可以实现"治防结合"。所谓防治结合，就是在自己还没有生病的时候，积极预防疾病的发生，如果预防措施未能奏效，就要努力想办法治疗疾病，这个过程可以说是"先防后治，防治结合"；但"治防结合"也是一条非常有效的路径，在身体还没有出现明显问题的时候，我们往往不重视疾病防治，使健康教育容易受阻。但是当我们被疾病"唤醒"的时候，当我们被痛苦驱动着去寻找健康的时候，当我们通过食疗并结合其他治疗方法重获健康、拥有了"体验"的时候，就更容易接受健康教育，会注意防范再次得病。这就是"先治后防"，即借由"治"的过程去完成健康教育，在提升健康素养的基础上树立并提升防范意识。

总结一下，在实践中，我们想要实现从食养到素养的"升华"，就需要找到具体的"抓手"，这包括两大方面：一是从点到面，即从生活方式的一个元素——食养，扩展到生活方式的方方面面，如心情、运动、睡眠、戒烟、限酒等，对生活方式的优化是照顾本能的主要路径；二是从浅到深，即从食养的直接体验过渡到对健康生活方式的深刻理解，进而引起观念的根本转变。

以慢性代谢性疾病为例，这类疾病本质上是生活方式病，但传统医学往往侧重于医疗和医药，缺乏重点的、主要的、系统的生活方式的调理。尽管医嘱中会提及早睡、多喝水、少吃寒凉与辛辣的食物等，但这些建议缺乏有效的监督、教育、辅导、反馈和纠偏，也就难以得到良好的落实，可这些被严重忽视的生活方式问题恰恰是解决慢性代谢性疾病的主要抓手。因此，我们有必要借助食养来提升健康素养，促使自己主动关注并注意改善生活方式中的其他因素。这些因素虽然有很多，但影响较大的还是心情、运动、睡眠、戒烟、限酒这几个方面，它们和食养一起构成了健康生活方式的基石。接下来，我们就一起看看如何具体地改善这些因素，实现健康的质的飞跃。

2. 平衡心态，乐观积极更健康

在生活方式的调理中，除了食养以外，心情和心态的调理也有着举足轻重的地位。这是因为，心情和心态对个人的整体健康能产生深远的影响。

人如果长期处于紧张、焦虑或抑郁等负面情绪中，不仅会影响心理健康，

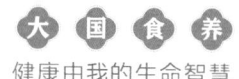

健康由我的生命智慧

还可能引发一系列的身体疾病，如心血管疾病、免疫系统功能下降等。相反，保持积极、乐观的心态，则有助于增强身体的免疫力，提高应对压力的能力，从而更好地维持身心健康。

我们在接受优碳食养调理的时候，也可以带来心情的改善。因为在调整身体代谢的时候，肝脏作为核心的代谢器官，功能得到恢复，而肝脏与情绪之间存在密切的关系，这一点中医理论和现代医学研究都认可。因此肝功能正常，心情自然会更加舒畅。另外，通过优碳食养实现健康减脂，能让个人形象获得较大的改善，也会让人变得更加自信和愉悦。因此，优碳食养本身就包含了心理调整的元素，而我们要顺势而为，进行更好、更全面、更深入的心情管理，让养生的效果更加明显。

对于心理调理，可具体落实到四个方面：自得其乐、助人为乐、知足常乐和多多欣赏。

自得其乐，就是让自己快乐。因为自己快乐是一服良药，可以疗愈身心；自己快乐也是一道风景，能够让人赏心悦目；自己快乐还会成为榜样，对他人产生无穷无尽的带动力。从某种意义上说，自得其乐就是把自己活成一道光，不经意之间照进别人的内心深处。

那么，怎么才能让自己快乐呢？我们不妨学一学"先处理情绪，再处理事情"。比如，工作中，或与伴侣相处时，与孩子相处时，遇到了不愉快的事情，心中感觉焦虑、烦躁、愤怒的时候，要先进行自我调节。这时，可以主动寻找一些能够愉悦自我的爱好，让自己能够放松下来，快乐起来，再去处理这些事情，这种方法能让自己以一种更阳光的状态去面对周围的人和事。

需要指出的是，这种能够调节情绪的爱好不能以牺牲健康为代价，如不能一出现情绪问题，就去暴饮暴食，或熬夜刷视频、看电视剧等。这些行为或许能起到暂时释放情绪的作用，但会损害健康，而且容易形成依赖，导致恶性循环。因此，我们需要培养一些能为健康加分的爱好，不仅起到调节情绪、平衡心态的作用，还能对身心产生益处。比如，散步就是很好的选择，当我们出现情绪问题时，可以到户外环境优美、清静的地方散步，让身体在运动中促进血液循环，加速新陈代谢，以帮助释放体内积累的紧张和压力，而身体的放松会带动心理的放松，从而减轻焦虑和压力感。另外，接触自然环境和新鲜空气能够刺激大脑分泌多巴胺等快乐激素，也有助于提升心情，减少抑郁和消极情绪。除了散步以外，慢跑、爬山、旅游、游泳、打球、听音乐等也是能够为健康加分的爱好，我们可从中寻找适合自己的爱好。

自得其乐还体现为做喜欢的事情，或者喜欢不得不做的事情。前者很好理解，当我们做的是自己喜欢的事情时，自然会欲罢不能、乐此不疲，并从中体验到极大的快乐；但生活中"不如意十之八九"，很多时候，我们不得不去做一些事情，这时我们要努力从中寻找快乐，让自己喜欢做这件事，否则做事就会变成一种自我消耗，而不是自我滋养。有的人认为这很不容易做到，但事实上，在任何一件事情中，我们都能发现其蕴含的意义，从而改变想法。比如，在探索一件事情时，我们会逐渐发现内在的自我，这一过程可以被称为"借事关心"；而当我们通过一次次成功实现自我超越时，就可以被称为"借事修心"，这是在深入挖掘做事的意义中完成了转变。一旦我们找到了意义，做事时就会更加专注，更加有兴趣，也会更加快乐。

我们再来探讨一下"助人为乐"。作为调节心理和情绪的一种方式，助人为乐的深层意义在于顺应人的本性和良知。

首先，助人为乐源于人的"恻隐之心"。俗话说，恻隐之心，人皆有之。所谓的"恻隐之心"也可以被称为本心或慈悲之心，这是人与生俱来的天性、本性，是人性中基本且重要的组成部分。如果我们能够顺应这种本心或本性去做事情，就更容易感到喜悦和快乐，而这些积极的情绪会反过来滋养我们的心灵。相反，如果我们违背了恻隐之心和良知去做事情，内心往往会感到痛苦和不安，事后会下意识地责备自己，这种内心的矛盾和冲突会不断消耗我们的心理能量，导致负面情绪的产生。因此，我们要学会"得帮人处且帮人"，在生活中，可以试着"由近及远"地帮助别人。比如，先照顾好自己的家人，能力

足够的话,可以照顾好自己的团队、员工,能力更强的话可以照顾自己所在的社区,为社区做一些公益事业,或参与社区共建,让社区因为有我们而变得更加美好。助人为乐能让我们找到自我存在的价值,有助于增强自信心和幸福感。当然,能力非凡的人还可以尽量将格局打开,为这个时代、为国家、为民族多做一些贡献。

这里要指出的是,助人为乐要做到不求回报。所谓"但行好事,莫问前程",就是说不要过多计较自己能不能获得回报,因为我们在帮助别人的当下其实已经得到了"回报"——我们能感受到生命的温暖和成长。这种积极的生命体验能带来积极的情绪和心态,有助于增强免疫力,降低患病风险,这样的收获难道不是无价之宝吗?

我们又如何通过"知足常乐"来调节心态和情绪呢?知足常乐的核心在于转变视角,从关注自己缺失的东西转向珍惜自己拥有的一切,并学会通过感恩的心态来培养内心的满足与快乐。具体来看,我们要学会转变关注点,因为快乐并非源于拥有或得到的多,而在于我们如何看待自己的失。当你过多关注失的时候,就会忽视自己已有的幸福,容易导致心理失衡,而知足常乐可以帮我们减少不必要的焦虑和不满。

至于感恩的心态,则是知足常乐的重要体现。感恩让我们不会过于计较别人对自己的伤害,因为计较一次别人的伤害,就是重复进行自我伤害。感恩是为爱添柴,感恩能让我们的内心更加富足,我们会自然而然地用爱前行,让自己一心为人好的情怀向外流淌,在浇灌别人的同时也能浇灌自己。因为"爱永远不会失落,即使得不到回报,也会流回你的心田,温暖净化你的心灵"!

为了拥有感恩的心态,我们可以常做"感恩训练",这是一种有效的心理调节方法。其关键点在于寻找真实感动,这需要我们用心去感受生活中的每一个细节,发现其中的温暖和美好。这种真实感动能触动我们的内心,激发我们的感恩之情。当然,这种感恩训练需要持续进行,才能形成习惯。我们可以根据自己的实际情况,每天、每周或每月进行,而每次练习时,都可以回顾过去一段时间内的经历，找出值得感恩的事情，久而久之，感恩便会成为一种自然而然的习惯。

至于"多多欣赏"，是你欣赏什么，就会被什么滋养。欣赏是一种自我愉悦的高级心智模式，它能帮助我们发现生活中的美好，从而提升我们的心理和情绪状态。我们眼中的世界，其实是内心世界的真实反映。无论是看待自己、他人，还是自然景物、艺术作品，我们的欣赏都透露出内在的真实。因此，通过欣赏，我们可以更深入地了解自己，从欣赏中获得美好的体验，不仅让我们感受到愉悦和满足，还能促进我们的成长和发展，使我们成为更美好的自己。

在日常生活中，我们要有意识地培养自己发现美的能力。无论是对自己，还是对他人和外物，我们都要学会发现它们的独特之处和美好之处。这种能力需要积极的心态作为支撑，哪怕面对的是生活中的挑战和困难，我们也要保持乐观和积极的心态，相信每一个困境都有其积极的一面，更容易发现其中的美好。

感恩和欣赏是可以相互结合的，当我们对生活中的一切充满感恩之心时，就更容易发现其中的美好并欣赏它们。因此，我们要学会感恩，珍惜身边的一切，从而进入欣赏的状态。当我们通过欣赏获得美好的体验时，不妨将这种体验分享给他人，不仅能传递正能量，还能够增进我们与他人的关系，有助于进一步改善自己的心理和情绪状态，为自己的身心健康加分。

3. 食养与运动，双管齐下效果佳

健康的生活方式不能缺少适量运动。适量运动不仅能够增强身体机能，提高免疫力，还有助于保持良好的心理状态。而优碳食养方案是提倡运动的，它还能提升运动的效果，比如通过合理的饮食调整来减脂、改善血液循环、补充精力、增强活力等，让人在运动时能保持更好的状态，可延长运动时间，提高

健康由我的生命智慧

运动效率。因此,这种正向的循环会让人们更愿意去运动,也更有能力去挑战更高强度的运动。

大量实践证明,食养与运动结合,能带来更佳的健康效果。如果单纯依赖食养而忽视运动,健康改善到一定的程度后,可能会遭遇瓶颈;此时如果能够结合适当的运动,就能以较低的成本获取更多的"健康红利"。这是因为食养能为身体提供健康、丰富、均衡的"原材料",但这些原材料还需要通过气血运输到各个脏器、细胞和线粒体中,而运动能提升这种"输布"能力。在运动中,人体体温会升高,可促进血液循环,使血液更高效地输送到身体各处。如果血液中的营养成分通过食养得到提升,再与运动相结合,就会形成合力,进一步提升健康效果。

此外,运动还能增加线粒体的数量。线粒体就是细胞的"发动机",负责将摄入的热量转化为身体动力,从而提高身体的能量水平。

那么,我们如何在做好食养的同时结合适当的运动呢?这里有三条非常重要的原则。

第一是差异性原则。因为适合别人的运动不一定适合你,所以我们要先找到适合自己的运动,这样更容易长期坚持。

第二是渐进性原则,即运动时要防止"一口吃个胖子"。过量运动会对身体造成损伤,有时不得不停止运动以恢复身体,这样之前所做的运动就失去了意义。这一点对于那些长期忽视运动的人尤为重要,切不可一开始就做大量运动。长期忽略运动的人应从少量、低强度运动开始,待身体适应后,再逐渐增加运动次数、延长运动时间。

第三是持续性原则,即要持之以恒,不能三天打鱼、两天晒网。

除了以上三条原则外,我们还要按照正确的方法运动,也就是要把有氧运动和无氧运动相结合。所谓的有氧、无氧是以肌肉细胞在运动时缺不缺氧来划分的。有氧运动如快走、慢跑、滑冰、游泳、骑自行车、打太极拳、跳健身舞、跳绳、做韵律操等,是在肌肉细胞得到充足的氧的情况下进行的,这类运动的节奏相对不剧烈，呼吸的频率趋于正常，不会出现严重的气喘。运动时人体可通过呼吸将空气中的氧气送到肌肉细胞去，保证肌肉的运动。有氧运动主要消耗的热量是脂肪，有助于健康减脂并能增加线粒体的数量，还能提升精力和体力，所以我们通常建议以有氧运动为主。

无氧运动，如百米速跑等正相反，运动时会出现气喘，甚至有"上气不接下气"的感觉，这是因为氧气供应不足，满足不了肌肉细胞对氧的需求，但肌肉仍在运动，所以才叫"无氧运动"。从细胞层面来看，无氧运动会增加内源性自由基，损伤线粒体，降低细胞的能量转化效率。无氧运动主要消耗糖，有明显的增肌效果，需要增肌的人，建议适当配合无氧运动，像腹肌训练等力量训练就能达到增肌效果。

日常实践中，我们首推的有氧运动是"走步"，它具有其他有氧运动难以匹敌的优势。第一，走步对心脏健康大有裨益。脚是人的"第二心脏"，由于它距离心脏最远，并受地心引力的影响，使血液回流变得相对困难。然而，走步时双脚的血流会加速，这相当于在身体的最远端加了一个"泵"，能够帮助心脏更有效地泵血回流。

第二，走步对睡眠的改善尤为显著。中医强调辨证施治，其中包括"上病下治"的原则，即从脚入手有利于解决脑的问题。同时，走步能够健脑、安神，可有效提高入睡速度，加深睡眠深度。

第三，走步具有简单便利、易于施行的优点。走步是所有有氧运动中较为简单的一种，无须学习即可掌握，而且走步不受时间和场地的限制，便于执行又易于坚持。我们都知道，再好的运动，如果无法持续进行，也终将失去意义。因此，走步是非常适宜推广的一种有氧运动。

对于肥胖、"四高"等生活方式病，走步的要求是每天进行两组连续15分钟以上的快走，直至后背发热，这样才能使运动发挥更好的效果。

除了走步，各种有氧健康操也是不错的选择。如果场地和条件允许，我们不妨选择一种能让自己乐在其中的健康操，每天坚持跳几组，每组持续15分

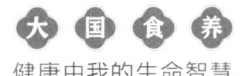

钟。养成习惯后,能够全面锻炼身体,起到综合调理的效果。

在坚持有氧运动的同时,我们还可以尝试"静坐",这也是一种有益健康的运动方式。静坐可使人体阴阳平衡、经络疏通、气血顺畅,从而达到益寿延年的目的。

从细胞层面来看,静坐有三大非凡的作用。

第一,可延长细胞分裂周期。人类细胞的分裂极限是50次,平均每次分裂2.4年。因此,延长细胞分裂周期就能延长人的自然寿命。而静坐所形成的放松状态会带来呼吸、心率、血压、体温的相应降低。研究表明,低温会让细胞分裂减慢。因此,静坐可以通过延长细胞分裂周期而延长人的寿命。

第二,减少细胞呼吸。静坐能减少人体呼吸,也就意味着减少细胞呼吸,细胞线粒体中的呼吸链产生的内源性自由基是加速人体衰老的主要原因。因此,减少呼吸意味着减少自由基和延缓衰老。同时,自由基对线粒体的慢性损伤是降低细胞代谢功能的主要原因。因此,减少细胞呼吸也意味着能够预防代谢类疾病。

第三,减少细胞干扰。科学已经证明,紧张、生气、恐惧、忧虑等不良情绪都会造成体内毒素增加,而对于细胞来说,相当于增加了大量额外的消耗,对细胞发挥正常功能会造成巨大的干扰。静坐可以清除各种杂念,帮助细胞"一心一意"地发挥自愈本能。

要想把静坐变成一种健康的生活方式,我们需要遵循简单易行的原则。首先,从练习时间上来讲,一般的静坐可以在清晨或晚上练习。如果每日只能练习一次,则以早晨起床后为佳;如果早晨时间紧张,无法获得较好的练习效果,则可以选择在每晚就寝前练习。

其次,从练习时长上来讲,静坐最少需要30分钟,最多不宜超过一个半小时。最初练习时,应该采取每次时间短,但次数逐渐增多的方式,让自己能够慢慢适应。如果静坐时感觉心烦意乱,实在无法排解,不妨先起来活动身体,或做一些别的轻松的事情,不宜强迫自己坚持下去,否则会产生头昏脑胀的感觉。

此外，如果每天事情繁杂，无法安排固定时间静坐，也可以利用零碎时间进行练习。具体方法是：短时间静坐 5 分钟左右，即可直接结束；较长时间静坐 15 分钟以上，宜慢慢深呼吸几次后再结束。

健康的生活方式离不开适量运动与合理食养的完美结合。优碳食养方案可以为我们的运动提供坚实的营养基础，而运动又可让食养发挥出滋养功效，食养与运动双管齐下，我们受到的健康效益自然会更多。所以，日常不妨把运动融入生活，合理安排运动与食养的关系，让健康成为我们生活的常态。

4. 充足睡眠，睡得好身体才会好

充足睡眠是健康生活方式的重要组成部分，人体很多修复工作都是在优质睡眠中完成的，因此养生不能不关注睡眠。

优碳食养能显著促进睡眠质量的改善，这有多方面的原因。比如，过于肥胖的人通过优碳食养减去很多脂肪后，呼吸会变得顺畅，呼吸暂停综合征等问题也会得到缓解，从而睡眠质量提升。再如，优碳食养可让多余脂肪"变废为宝"，成为提升气血的原材料，改善健康状况，睡眠深度自然也会提升。优碳食养在调理过程会注重肝脏修复，能缓解肝郁等多种问题，这对于情绪调节很有帮助，而情绪平稳，入睡困难的情况就会有所缓解。

因为睡眠如此重要，所以在接受优碳食养调理的同时，如果能关注睡眠质量，通常能带来更好的调理效果。为此，我们要特别关注三点，即睡眠的时长、深度和时机。

虽说成人的睡眠时长存在个体差异，但大部分人每天需要 6~10 个小时的睡眠时长，其中理想的时长是 7~8 个小时。2023 年，香港中文大学和广东医学科学院合作发表在 *The Journals of Gerontology. Series A*（《老年学杂志：A

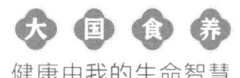

刊》)的研究，收集了 UK Biobank 中 90398 位参与人员的睡眠时长与全因死亡率数据。结果发现，睡眠时长与全因死亡率之间呈 U 型相关性，最低点落在 7~8 小时上。当睡眠时间低于 7 小时或超过 8 小时后，由心脑血管疾病、癌症或其他原因导致的死亡率都会显著提升。此外，研究还发现，7~8 小时的睡眠有利于精力管理，能有效缓解疲劳感。

睡眠深度是比睡眠时长还要重要的因素。如果深睡眠时间足够的话（一般是 2~3 个小时），即使总的睡眠时长稍有不足，也可以达到较好的睡眠效果。这也是为什么有的人感觉睡 6 个小时就足够了，有的人却需要睡足 8 个小时，这一般跟睡眠深度有关。有的人睡眠"轻"，稍有风吹草动就容易惊醒，或常常早醒，都是睡眠深度不够的表现，醒后还是会感觉乏力，白天有头晕、头疼、注意力不集中、精力不够等问题。因此，我们在保证睡眠时长的同时，要重点提高睡眠质量，改善睡眠深度。比如，可以适当做一些有氧运动或静坐，或接受睡前按摩，主要按摩一些有利于改善睡眠的重要穴位。此外，我们要避免在睡前使用电子设备，还可以调整睡眠环境的温度、湿度和噪声水平，让自己能够睡得更加舒适，这些小举措对改善睡眠深度是有帮助的。

那么，睡眠时机又是怎么回事儿呢？事实上，睡眠时机比时长和深度都重要，却常常被我们忽视。睡眠时机与人体生物钟和昼夜节律密切相关。人体生物钟是一种内在的时间调控系统，调节着我们的睡眠—觉醒周期、体温、激素分泌等多种生理活动。生物钟会受到环境光线、温度等外部因素的影响，其中光线是最为关键的环境信号之一。当夜幕降临，环境光线变暗，我们的身体开始分泌褪黑素，这是一种能够促进睡眠的激素，会帮助我们进入睡眠状态。因此，选择合适的睡眠时机，让我们的生物钟与外界环境同步，有助于获得高质量的睡眠。

一般来说，较为推荐的睡眠时间是 23 点至第二天 3 点这四个小时，这是深度睡眠的"黄金期"，也是身体自我恢复的关键期。如果我们能够在这个黄金期内实现深度睡眠，身体就会分泌大量的生长激素，有修复、再生、解毒、排毒等多种功能，对健康的提升作用不言而喻。

然而，在生活中，很多人对睡眠时机不够关注，动不动就熬夜，错过睡眠的"黄金期"，这样即使能够保证睡眠时长和睡眠深度，也无法弥补熬夜对身体造成的损害。比如，熬夜会摧毁免疫系统，降低身体代谢而导致发胖，同时也会加速衰老，使皮肤干燥无光泽，并影响大脑功能，导致记忆力衰退和情绪不稳定，这些不良后果会间接影响工作效率、人际关系和个人形象等多个方面。

因此，我们一定要改变熬夜的坏习惯，养成规律睡眠、早睡早起的好习惯，即使在周末或假期也不例外，这有助于巩固生物钟的稳定性，也能够保证睡眠的时长、深度，可以显著提升睡眠质量，并与优碳食养相辅相成，让我们获得更好的综合调理效果，提升日常生活的整体质量和幸福感。

5. 自觉自律，远离不良生活习惯

本能是身体天然的医生，而健康的生活方式是让本能正常发挥作用的重要保障。自觉是一种高级的健康能力，自我觉醒胜过千言万语的开导；自律是一种高贵的健康品格，就是要用自律管理好自己的身体。

优碳食养是一种照顾本能的调理方式，它通过"治标正本清源"的方式，帮助我们恢复与生俱来的本能，从而减少甚至摆脱对药物的依赖。然而，本能的恢复仅仅是个开始，真正的挑战在于后续的"清源"工作，即建立良好的生活方式，清理并消除疾病的源头，实现一生健康。这是一项长期而艰巨的任务，与我们每个人的自觉和自律息息相关。

前文我们讨论了如何从心情、运动、睡眠等方面对生活方式进行优化，那么，有"优化"必然有"节制"。诚如法国大文豪巴尔扎克所言，有节制的生活是健康与长寿的窍门。由此我们可以说：生活有自律，健康有自由。想要解

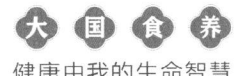

健康由我的生命智慧

决健康问题,首先要提升认知,即对健康有"自觉"。当认知问题解决后,我们就知道什么样的生活方式对健康有利,就可以靠自律实现。比如,在面对美食的诱惑时,我们要学会节制,避免过量摄入对身体有害或有负担的食物;在面对熬夜的诱惑时,我们要坚持规律的睡眠时间,保证充足的睡眠;对运动产生懈怠时,我们要鼓励自己持之以恒,让身体得到持续的锻炼。自律会让我们在方方面面都能驾驭自如,让我们战胜自我,进而征服世界。

自律还能帮我们戒除一些不良生活方式。我们都知道,吸烟、酗酒等不良生活方式对身体危害很大。吸烟不仅会导致呼吸系统疾病,如肺癌、慢性阻塞性肺疾病等,还会增加罹患心血管疾病、脑血管疾病以及多种癌症的风险,甚至还会对周围人的健康造成威胁,很多中国女性的呼吸系统疾病都跟丈夫抽烟、长期接触二手烟有关。因此,戒烟是保护自己和他人健康的重要举措。

适量饮酒虽可能带来某些健康益处,如红酒中的某些成分对心血管有益,但过量饮酒的危害不容小觑。过量饮酒不但会对肝脏、胃肠道、心血管系统等多个器官造成损害,还可能导致酒精依赖和酒精中毒。所以,我们提倡戒烟和限酒,即使是红酒也要适量,不能过量饮用。在现实生活中,很多人明知道烟酒有害却无法远离,这种成瘾行为与多巴胺的分泌有关。人在吸烟、喝酒时,大脑中的神经元受到刺激,会分泌产生多巴胺,让人感到愉悦、轻松、兴奋。一旦停止吸烟或饮酒,多巴胺的分泌量减少,很多人难以获得愉悦感,就出现情绪低落、焦虑等情况,因此对烟酒出现依赖,还可能导致烟酒成瘾。这种情况下,我们需要自觉、自律的帮助。在充分认识烟酒的危害后,我们可以给自己设定明确的目标,包括短期目标和长期目标,以帮助我们保持动力,沿着正确的方向前进,戒掉烟酒。有了目标以后,我们可根据自己的情况,制订切实可行的戒烟限酒计划,包括选择适当的运动方式、制定应对压力的策略等。在采取行动时,应注意循序渐进、逐步推进,避免突然戒断带来的不适和反弹。此外,我们还可以用一些有益的活动如阅读、园艺、手工、旅游、社交等来替代抽烟和酗酒，这些活动不仅有助于转移注意力，还能提升身心健康水平。

至于唤醒本能的工作，可以交给优碳食养。它不仅能促进身体全面健康，还能帮助恢复各种本能，其中就包括身体在不依赖烟酒的情况下能正常分泌多巴胺的能力。比如，通过培养健康的生活习惯，或做一些有成就感的事情，就能激发大脑自然分泌多巴胺并产生愉悦感，这种本能的恢复可减少人们对烟酒的渴望。

在参与运动时，大脑的功能和神经递质的平衡会得到改善，这也有助于促进多巴胺等神经递质的正常分泌。通过优碳食养，身材得到改善的同时，也会给人带来强烈的愉悦感，提升自信心，激发人战胜自我的成就感，有利于多巴胺的正常分泌，能让人们进一步减少对烟酒等刺激的依赖。

在戒烟限酒的过程中，我们肯定会面临各种压力和挑战，这时可以尝试冥想、深呼吸、放松训练等方式来应对。与此同时，我们还要学会调整自己的情绪，保持对美好生活的向往和追求，即使遇到困难和挑战，也不轻易放弃，坚持下去，一定会迎来成功。

6. 善用他律，弥补自律

一般肥胖人群的自律性不强，他们大都心宽体胖，个人要求较低，在减肥时遇到挫折容易沮丧。因此，塑造自律品格的道路常常充满艰辛，减肥成效也很低。

我们要特别提醒被肥胖困扰的朋友，在减肥时要培养自律，还要善用他律，来实现目标。一个经过验证的有效他律是同已经建立良好生活方式的人一起生活，或与有良好生活方式的人往来，心甘情愿地接受他们的影响和塑造。

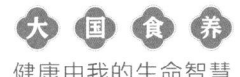

健康由我的生命智慧

目前,学习健康食养、日常实践优碳食养的人日益增加,你可以主动融入这个健康阳光自律的群体,积极参加他们的线上线下活动,接受他们的影响。比如,各个城市举办的主题沙龙和优碳食养体验营,还有地区性的优碳食养大会、全国性的线上优碳食养减脂大赛等,都是接受他律的机会。向榜样学习的同时,也成为他人的榜样,让"榜样"的力量倒逼你践行健康的食养模式和生活方式,帮助你成为更美好的自己!

第二章　从浅到深，树立科学的健康观念

　　健康不是掌握一些零碎的知识就能实现的，我们能否将食养带来的身体感受，升华为对健康生活方式的深刻洞察，进而触发观念的根本性转变，才是关键。这一转变过程是认知的飞跃，也是我们后续行动的指南，它将促使我们把健康生活内化为自己的行动，成为深植于心的一种生活哲学。

　　在这一章，我们将共同完成从浅到深，树立科学的健康观念的尝试。本章提出健康由我，是提醒我们要做健康的第一责任人，时刻关注自己的生活习惯，用实际行动去践行健康理念，让健康与幸福如影随形。

　　预防为主，是提醒我们在疾病出现之前，就要采取积极的预防措施，这是对自己负责，也是对家人负责。"三分治七分养"，是古人留给我们的宝贵智慧，它告诉我们，在疾病的治疗过程中，调养与恢复同样重要。作为健康的基石，膳食与营养的完美融合将为我们提供源源不断的能量与支持。

　　下面，就让我们一起探寻这些健康之道的内涵，把它们作为生活的得力助手，助力我们走向更加美好的明天吧！

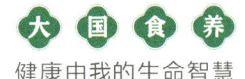

健康由我的生命智慧

1. 知行合一，深刻的知带来笃定的行

我们所说的健康素养包括两大核心组成部分：第一是有形的部分，也就是我们在上一章谈到的健康生活方式，它们属于"形"的范畴，是健康素养的外在表现；第二是无形的部分，属于"知"的范畴，即内在的认知、理解和观念等。

这两部分是紧密相连的，因为任何一种有形的健康行为，其背后都会受到"知"的深刻影响。要实现健康素养的真正提升，我们必须从表面的、有形的行为，由浅入深地进入无形的认知，在能力塑造、观念转变中实现"知行合一"。

需要强调的是，无形部分的核心是观念，而不是单纯的知识。观念可涵盖认知、理解、态度和信念等多个范畴，它们共同影响着我们对于健康问题的看法、决策及行为选择。比如，对某个重要的健康问题，我们对其本质的认知达到了什么程度，对其理解达到了什么水平，对其是否有重视的态度，重视到了什么程度，以及我们对自己认知的事情相信到了什么程度等，都会影响我们的行为。

可以这样说，观念比健康知识更加重要。这句话可能不太好理解，我们不妨从几个简单的例子中进行分析。

你一定在生活中遇到过这样的人，当他对健康的重要性缺乏足够的认知时，他不会去主动搜索这方面的信息，哪怕海量的信息通过网络触手可及，他也没有深入探索的兴趣，这就是观念驱动行为的典型例子。观念不仅是行为的先导，还是行为持续和改变的动力源泉。一个人只有转变观念，认识到健康对于自身生活质量和幸福感的重要性时，才会主动去寻找相关信息，学习健康知识并辅助实践。

再如，一个人在面临健康问题时，如果他的认知仅仅局限于医疗领域，就容易陷入"只见树木，不见森林"的困境，他可能会过度依赖医疗手段，只考虑去医院、找医生接受检查和诊治,却忽视了医疗以外的解决方案,如饮食调理、情绪管理等。如果他的认知能突破这个局限,意识到健康是一个多维度的概念,不仅涉及身体层面,还包括心理、社会等多个层面,那么他在决策时就会更加全面地考虑各种因素,可能会尝试调整饮食来改善身体状况,或通过情绪管理来缓解压力、改善心情。这就提醒我们,在提高健康素养的过程中,除了关注健康知识外,还需要做好观念的升级,以提升人们的综合认知能力,更好地理解和应对健康问题。

此外,观念还会影响我们的健康选择。不管是选择健康产品、食物或解决方案,还是选择所处的环境、交往的人群,都会对个人的健康产生影响,这背后的驱动力还是观念。举一个大家耳熟能详的例子,孟子的母亲为了孩子的健康成长,不惜多次搬家,让孩子接受良好的教育,变成懂规矩、知礼仪、爱读书的人。"孟母三迁"的故事讲的就是观念问题,只有形成正确的观念,认识到环境对人的影响,才会做出正确的选择。

所以,健康观念是一个人健康素养的核心部分。在提升健康素养的过程中,我们应从实践到认知,完成健康观念的树立,树立正确的健康观、预防观、生活方式观、食养观,并逐渐形成全面、科学的健康素养,从而在日常生活中更好地维护自己的健康。这一过程不仅需要个人付出大量的努力,还需要社会、家庭和学校共同努力,提供健康的环境和支持,共同促进国民健康素养的整体提升。

2. 健康由我,优碳生活在行动

在诸多人生观念中,健康观的地位和作用十分重要。健康观涉及如何看待健康、如何定义健康状态,以及对待健康与疾病的态度和行为等。随着健康意识的提升,"健康由我"的健康观正逐渐成为社会共识。人们越来越认识到,

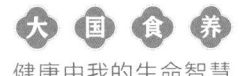

健康由我的生命智慧

每个人都是自己健康的主宰,保持健康就是通往幸福生活的一把钥匙,健康观的地位得到了进一步凸显。

健康观包含两个核心层面。第一个层面是我们对于健康价值的认知,这决定了健康在人生价值观体系中的排序。当一个人认为健康的重要性超越了财富、成长、友谊、事业和名望等诸多方面,那他的健康观就是:除了生死以外,一切都是小事;除了健康以外,一切都是"浮云"。只有真正认识到健康是无可替代的,不值得用任何事物去交换时,健康观才算达到了很高的水平。

正确的健康观会让我们认识到,健康是一个人全面发展的基础,学习、事业、友谊、成长等各方面的进步,都离不开健康的推动作用。通过提升健康水平,我们能增强精力、体力和创造力、决策力以及内心的定力,这不但有助于提高学习的效率和成果,还能提高事业成功的概率,提高个人在事业竞争中的核心竞争力。

然而,在健康观中,很多人常常会陷入误区,认为自己可以牺牲健康去换取一些身外之物,如财富、物质享受、事业成功等,但牺牲健康不一定会带来预期的快乐和成功。相反,这样做可能会导致两种不幸的后果:一是人财两空、一无所得;二是侥幸得到了自己想要的东西,但健康已逝,所谓的成功和幸福也难以持久,一切成就都显得苍白无力,失去了应有的意义。因此,我们必须珍惜并守护好这份宝贵的财富——健康,因为它是享受生活、追求梦想、实现个人价值不可或缺的基石。

第二个层面是认识到"健康由我",明确我们在维护自身健康方面能够起到的作用。每个人都是自己健康的第一责任人,如果我们能确立这种健康观的话,就会更主动、更提前、更积极地关注和维护自己的健康,而不是消极地等待疾病来唤醒自己的健康意识,更不会等到问题积累到不可逆的程度,才开始重视健康。也就是说,正确的健康观会让我们从"后知后觉"变为"先知先觉"。

除了"觉知"上的改变之外,作为健康的第一责任人,我们还要承担起保护自己健康的责任,这不仅是一种生活态度,更是一种对自己、对家人、对社会的负责表现。为此，我们不能逃避，而是要付诸实践。我们可以按照优碳食养的理念合理搭配饮食、规律作息、适量运动、调整情绪，以促进身体本能的恢复，远离疾病的困扰。这些努力不会一蹴而就，需要长期的坚持和付出，才能看到良好的效果。我们不能因目前不理想的健康状况就怨天尤人，而失去生活的信心。健康的好坏最终取决于自己，所以牢记"健康由我"，勇敢地面对现实，积极地寻求解决方法并努力调整自我，我们才能拥有更加健康的身体、更加美好的未来。

3. 预防为主，解决健康隐患

在健康观中，提前预防的观念和健康观是相互依存、相辅相成的。健康观成熟，可推动预防观念的形成，促使人们从多方面入手来预防疾病的发生和发展；而预防观念的实践又反过来强化健康观，通过积极的预防措施，人们可以更好地维护自己的身心健康，提升社会适应能力。

从经济效益的角度来看，预防无疑是世界上性价比较高的事情。世界卫生组织曾经做过调查，得出了 1:8:100 的统计学结论。其中的"1"代表预防成本，"8"代表治疗成本，而"100"代表抢救成本。这就是说，如果我们不在预防阶段投入 1 元，未来可能就要花费 8 元接受治疗，更糟糕的是，如果疾病发展到需要抢救的地步，所需的花费将激增至 100 元。这一点很好理解，以肥胖为例，如果在肥胖阶段，投入 1 万元，就可以防止在"四高"阶段花费 8 万元，更可以防止在突发中风、心梗的时候，花掉 100 万元。由此，我们也能理解预防在降低医疗成本方面的重要作用，如果忽视预防，就会给自己，以及家庭、社会、国家造成沉重的经济负担。

预防与治疗，还可以被形象地比喻为"悬崖上"与"悬崖下"。治疗是在人们已经坠下"悬崖"（即遭遇健康问题）后进行的，属于救援性质的工作；

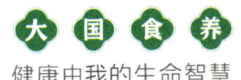

健康由我的生命智慧

而预防则是在"悬崖"边缘设置护栏，即在健康问题发生前采取预防措施，防止人们掉到"悬崖"下面。

这两者之间的差异很大，就治疗而言，即使我们投入再多的专业人员、设备和金钱，也无法从根本上减少每天从"悬崖"上掉下来的人数，因为人们没有风险意识，不懂得居安思危，在不知不觉中就走向了"悬崖"。更糟糕的是，坠下"悬崖"的人数不断增加，治疗所需的成本也会不断攀升，最终这些成本都会分摊到每一个需要治疗的人身上，无形中增加了人们的医疗负担。

可预防就完全不同了，预防是从"居安思危"的角度出发，是在人与危险之间设置了一道"屏障"，并督促人们远离风险，走向更为健康的方向。与治疗相比，预防不仅成本相对较低，对身体的伤害较小，还能从根本上解决治疗无法解决的一些问题。

优碳食养的理念中融入了科学的预防观。优碳食养强调营养与膳食的有机结合，这里的"营养"不仅有基础的营养理念，还强调"通过营养来预防"，也就是既有科学的营养补充，又有合理的饮食搭配，二者之间精准匹配，让预防功效成倍提升。比如，在采用低碳水化合物饮食的同时，增加一些相匹配的营养，这样不但效果更好，还能起到预防作用——防止在低碳燃脂的过程中透支身体的一些营养，同时在体温升高的时候，适当增加营养来让身体加速康复。

预防观念可以贯穿于我们的日常生活中，在树立科学的预防观念时，我们可从以下几点做起。

第一，要全面认识预防。预防不仅仅是接种疫苗、注意个人卫生等措施，更是一种全方位、多层次的健康管理策略，它包括健康教育、健康检查、生活习惯调整等多个方面，需要个人、家庭、社会和政府的共同努力。

第二，对于不同人群、不同年龄段、不同健康状况的人，预防策略应有所不同。例如，老年人和儿童是呼吸道传染病的高发人群，但在采取预防措施时要根据具体情况来制定，如老年人可注射流感疫苗、改善食物搭配等，儿童就需要特别注意环境影响等。

第三，要强调综合预防的观念，也就是说，健康预防工作要综合考虑多种因素，包括生物因素、心理因素、社会因素等。在改善生活环境的同时，我们还要积极地提高心理素质，获得社会支持，这样才能全面增强健康抵抗力。

第四，要倡导"主动预防"的观念，要学会"主动出击"，而不是被动地等待健康出现问题，再想办法应对。在这方面，政府和社会应加强健康教育宣传，提高公众的健康素养和自我保健能力，最终形成全民普及的"主动预防"观念。

科学的预防观念，是健康观的重要组成部分，它不仅关乎我们每个人的健康和幸福，还影响着整个社会的健康水平和医疗资源的分配。因此，我们应当努力践行科学的预防观念，提升自己的健康水平，降低患病风险，为构建健康、和谐的社会环境贡献一份力量。

4. 三分治七分养，治养结合更科学

生活方式观强调健康的生活方式对促进健康的重要性，是健康观中不可或缺的组成部分。比如，均衡饮食、适量运动、充足的休息和避免有害物质（如烟草和酒精）等良好生活方式，都是健康生活方式观的内容，这些观念能显著降低患病风险，提高身体素质。

对于慢性代谢性疾病而言，生活方式因素的影响平均占比高达60%，远远超过遗传（占比约15%）、环境（占比约17%）、医疗（占比约8%）等因素。遗传因素与生活方式因素之间的关系有个非常形象的比喻：遗传基因是将子弹放入枪膛，而生活方式则扣动了扳机。我们要明白，遗传基因是不可改变的，但生活方式操之在我。也就是说，只要生活方式健康，即使遗传等其他条件不尽如人意，也能在很大程度上拥有健康和长寿。反之，如果生活方式不健康，即使其他条件都很优越，健康也会严重受损。

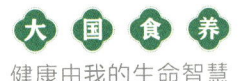

健康由我的生命智慧

比如，一个人自身遗传基因优秀，生活环境也很优越，还享受着顶级的医疗条件，但他缺乏正确的生活方式观，平时的生活很不健康，几乎每天都熬夜、抽烟、喝酒，那他很难避免健康问题。相反，一个人即使遗传基因不佳，出生后身体柔柔弱弱，生活环境也不够理想，没有条件享受较好的医疗条件，但他只要坚持健康的生活方式，就能避免很多健康问题。

毕竟，生活方式是影响现代人健康的首要因素，慢性疾病问题的主要原因就是不良的生活方式。换句话说，慢性病是因为不良生活累积而成的"生活方式病"。在解决慢性病问题时，关注生活方式就是抓住了主要矛盾，就是找到了"正解"，因为健康的生活方式本身就是预防和治疗慢性代谢性疾病的基础。

因此，我们必须树立正确的生活方式观，要从根本上改变不良的生活方式，转而采取健康、积极的生活习惯。这包括保持均衡的饮食、进行规律的运动、确保充足的睡眠、保持良好的心态以及避免有害的生活习惯等。

与此同时，我们还要树立"三分治七分养"的观念，将医学治疗和生活调养相结合。事实上，"治"和"养"并不矛盾，打个比方，健康的人就像是一张稳定的桌子，身体的各种指标都能保持平衡，而生病则像是桌子的四条腿坏了一条，导致平衡状态被打破。此时，进行"三分治"就相当于通过药物、手术等手段先"扶"住桌子，维持暂时的平衡状态；"七分养"则是通过食养、运动、睡眠、心情调整等生活方式，努力恢复被损坏的"桌腿"的功能，使桌子重新稳固。

在现代人的观念中，"三分治七分养"的观念并未广泛树立，许多人还是终身依赖药物，无法真正恢复健康状态，甚至疾病反复发作、逐渐恶化。"三分治七分养"既注重疾病的即时控制，又注重身体的长期调养，两者结合才能达到"1+1＞2"的效果。与此同时，我们也应该积极传播"三分治七分养"观念，让更多人认识到它的重要性并付诸实践，共同构建一个更加健康、和谐的社会。

5. 膳食与营养，完美融合助健康

食养为什么如此重要？也许我们听过这样一句话：饮食和营养不能改变基因，但是可以影响基因表达。我们不妨将基因比喻为种子，而食物和营养相当于土壤、阳光和水。营养再好，也不能够把玉米的基因改变为大豆的基因，但它可以影响玉米播种之后的基因表达，也就是玉米的基因最终会发育成什么样的生命状态。

基因表达的过程在很大程度上受食物和营养的影响。比如，一个人遗传了很高的智商，但是在成长过程中出现了营养不良问题，或经常食用垃圾食品，大脑发育得不到充足的营养支持，高智商的基因也无法得到充分发挥。另外，身高基因的优势也可能会因营养不良而无法体现。再如，一个人天然具备的生育功能，如果后天饮食不健康、营养不均衡、生活方式不健康，导致身体肥胖、体质湿寒，就很有可能出现不孕不育问题。这些例子都证明，饮食和营养出现问题，基因特性就得不到"表达"。

因此，在传统食养观的基础上，我们还应该树立一种更符合时代的食养观，即"食"与"养"并重，才能更健康。

这种新型的"食养观"有三个特点，分别是多样、平衡和适量。"多样"指的是要摄入各种不同类型的食物，以获取全面的营养。中国营养协会建议成人每天应食用不低于12种不同的食物，每周不低于25种不同的食物，这看起来不容易实现，但如果在"膳食"的基础上搭配专门的"营养"补充，就会变得非常容易——我们可以通过便利便携的营养补充，配合一日三餐，来满足每天12种以上、每周25种以上的营养多样性。

"平衡"指的是比例平衡，这种比例既包括热量与维生素、矿物质、膳食纤维之间的比例，又包括三种热量"蛋白质、碳水化合物和脂肪"之间的比例。

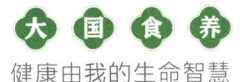
健康由我的生命智慧

其中，维生素又涉及维生素 A、维生素 B 族、维生素 C、维生素 D、维生素 E 之间的比例，而维生素 B 族又涉及维生素 B_1、B_2、B_6、B_{12} 之间的比例。这种平衡状态就像是复杂的结构合力，如果单纯通过日常的"膳食"往往难以达到全面且平衡的比例，因此可以通过被设计好的专业营养补充，配合膳食实现多维度的营养均衡。

"适量"是指剂量方面的要求，即营养的摄入量不能太多，也不能太少。对于身体健康的人来说，如果营养摄入太少，就需要进行补充；如果摄入太多，则需要适当减少。比如，我们大多数人的饮食都是热量摄入过多，所以应适当减少，而维生素、矿物质普遍缺乏，则应进行相应的补充，这样才能达到不多不少的"适量"要求。

对于患有疾病的人而言，"适量"意味着在特殊的健康状态下，要进行特别的营养强化。比如，糖尿病和高血压虽然大多是因为肥胖而诱发的，但是在膳食搭配和营养补充上却需要区别对待，其中，高血压患者可多摄入有助于提高血压平衡能力的食物，如芹菜，而糖尿病患者则应多摄入对血糖有调节能力的食物，如苦瓜。这表明，对有特殊健康需求的人群，某些特殊食物的摄入量是可以根据需要增加或减少的，像尿酸高的人应当减少摄入含嘌呤高的食物，而肿瘤患者则应避免食用可能促进癌症发展的食物，同时多吃具有抑制肿瘤作用的食物。此外，同样的原则也适用于肝、肾、胃、肠等其他器官疾病的食养调理。

除了针对疾病进行调理外，我们在日常生活中遇到一些特殊情形，也可以将"食"和"养"巧妙搭配起来，以达到更好的健康维护效果。比如，有的人进行高强度运动时，身体大量出汗，随着汗液的排出，很多水溶性营养素也会流失，而且运动过程中也会消耗一些辅酶，这时候就应该补充一些运动类的营养素，并和日常膳食结合起来，才能既补充身体所需，又促进运动后的健康恢复。

再如，大脑为了加速脑细胞的运作，需要消耗卵磷脂、Omega-3 脂肪酸、必需脂肪酸等营养素，有的人用脑过度就需要增加这些营养素。又如，现代人普遍依赖电子产品，导致用眼过度，在这种情况下，除了传统的营养素摄入外，还应当特别增加保护晶状体的抗氧化剂和保护眼底的叶黄素等营养素的摄入，以减轻眼睛的负担。在工作环境中接触放射性物质较多的人群，应额外多摄入一些具有抗辐射、抗基因突变功能的营养素；而对于生活环境空气质量不佳、经常吸入有害气体的人群，则应摄入有保护肺黏膜、抗氧化作用的营养素；如果食品存在污染问题且较为严重，则应增加摄入具有解毒功能的食物和营养素；经常熬夜的人群需要补充有助于排毒和快速恢复精力的食物和营养素；饮酒过多的人群应该额外增加有保肝、解酒功效的食物和营养素。

在人生的特殊阶段，如女性更年期、备孕期以及产后恢复期，单纯依靠"食"或单纯依靠"养"，都难以满足营养需求。为了给身体健康提供额外、特殊的支持，也应当将"膳食"和"营养"结合起来。

大量的健康实践已经证实，将"膳食"与"营养"相结合是一种简单、易行且易于大面积推广和接受的养生方法，通过合理搭配饮食，确保身体获取必需的营养素，是我们维护身体健康、更好应对人生各种挑战的有效途径。

附 录

建言献策
专家学者的时代展望

药食同源是朝阳产业
大力传承和有效监管齐头并进

药食同源保健食品是人类在长期的生产和生活实践中，寻找到的既可以作为食品食用又可以作为药品防治疾病的一类物品，在人类社会发展过程中发挥着重要的作用。

药食同源保健食品是我国传统医药文化的重要组成部分，是防治慢病和健康管理关口前移的重要物质基础，还是发挥中医药传承精华、守正创新的重要内容，同时也是国家战略重点支持的产业。

对药食同源保健食品实行负面清单管理，同时研判其行业发展困局，提出增强科研实力的政策措施，促使药食同源保健食品在保护人民健康中发挥更重要的作用，为全面推进实施健康中国战略提供有力支撑。

当前，我国民众从以满足温饱、疾病治疗为中心的传统健康需求，转向包括疾病预防、养生保健和延年益寿等在内的多层次、多元化和全生命周期的健康服务需求。为此，《中国公民中医养生保健素养》将"中医养生保健""药食同源"列入保健素养基本理念。

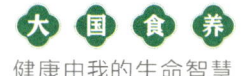

健康由我的生命智慧

2021年11月，国家卫生健康委发布《按照传统既是食品又是中药材的物质目录管理规定》，我国药食同源物质进入依法管理阶段。这类物质目录纳入依法监管体系，是对中医药食疗和"治未病"健康理念的肯定，满足了大众对健康的追求。

药食同源保健食品是大健康产业中的朝阳产业，也是《"健康中国2030"规划纲要》和《国民营养计划（2017—2030年）》等国家战略重点支持的产业。随着健康中国行动的落实，中医药保健品作为"治未病"的品类，仍有很大发展空间。目前，我国药食同源保健食品发展存在一些问题，包括：对药食同源保健食品重视程度不够，缺乏文化自信；现有药食同源保健食品名单影响了相关产业发展；对药食同源保健食品的科学研究不深、投入低，缺乏国际竞争力；相关法律法规不完善，制约着药食同源保健食品产业高质量发展。

我们需要做的：一是增强文化自信，传承好我国优秀的药食文化和思想内涵，推进健康中国建设。二是加强对药食同源保健食品科学研究的投入，提升科学研究水平，创立更多有影响力的品牌。三是明确列出不能作为药食同源保健食品的负面清单，加强药食同源保健食品的文献、临床及社会应用状况的调查分析和评估。同时，具体申报的药食同源保健食品所提供的安全性资料由专家委员会进行全面系统的评价。四是完善药食同源保健食品相关的法律法规体系，建立符合中国特色的管理体系，促进国内国际经济双循环。

张伯礼

国医大师

中国工程院院士

中国中医科学院名誉院长

天津中医药大学名誉校长

用中医"食养智慧"应对当代慢性病的防治

食养和食疗在我国有着悠久的历史，中医学认为疾病的根本原因是机体阴阳的不平衡，药物治病就是用药物的偏性以纠正机体阴阳的偏颇。食物和药物一样，也各有偏性，这是古代劳动人民在长期的实践过程中总结出来的，如辣椒、生姜等均属热性，多食常食则易于"生火"；西瓜、梨等均属凉性，可清热泻火，故有"药食同源"之说。药食同源提示食物和药物一样，是可以用其偏性以调整机体的阴阳而治疗疾病的。早在《黄帝内经·素问·五常政大论》中就有"大毒治病，十去其六，常毒治病，十去其七，小毒治病，十去其八，无毒治病，十去其九，谷肉果菜，食养尽之"的记载，这就是强调在治病过程中，即使用无毒的药物，也是"十去其九"，即应改用食物调理善后。从这个意义上讲，食疗是药物治疗的继续和变通，并不夸张。

当代社会高发频发的慢性病的防治，应遵循中医"治未病"理念，通过日常饮食调整预防疾病发生。

1. 未病先防

针对现代人高盐、高脂、高糖的饮食习惯，推荐以药食同源食材（如山楂、薏苡仁、山药等）平衡膳食，减少慢性病风险。

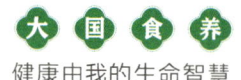

健康由我的生命智慧

既病防变：对已患慢性病（如高血压、糖尿病等）的患者，通过食疗辅助控制病情，延缓并发症。例如，建议糖尿病患者用葛根、桑叶等调节血糖。

2. 辨证施膳，个性化调理

提倡将中医辨证论治思想融入饮食，并根据体质和病症选择食材。

体质辨识：如气虚者用黄芪、山药，阴虚者用百合、银耳，痰湿者用茯苓、陈皮。

病症结合：如高血压患者可搭配菊花、决明子，高血脂人群常用山楂、红曲，失眠者推荐酸枣仁、龙眼肉。

3. 药食协同，减少药物依赖

针对慢性病需长期服药的特点，给出以下建议。

以食为药，辅助治疗：例如，用枸杞、菊花保护肝肾，减轻长期用药的不良反应；用丹参、三七粉辅助改善心血管功能。

简化药膳，便于坚持：主张家常化药膳，如薏米红豆粥祛湿、冬瓜荷叶汤降脂，避免复杂配伍。

4. 推崇"脾胃为本"，调养后天之源

慢性病多与脾胃失调相关，强调通过药食调理脾胃。
常用健脾食材如山药、莲子、芡实等，增强消化吸收功能。
针对现代人压力大、肝郁脾虚的特点，推荐玫瑰、佛手等疏肝理气食材。

5. 结合现代研究，科学验证功效

注重传统经验与现代科学的结合，支持对药食同源食材进行成分分析和药理研究。

例如，引用研究证实山楂中的黄酮类物质可降脂，决明子中的蒽醌类成分

有助于通便。提倡在中医理论框架下，合理运用现代营养学知识优化食疗方案。

6. 倡导"饮食有节，起居有常"的生活方式

慢性病管理需综合调理，药食同源需相互配合。

节制饮食：避免过饱、过嗜五味，尤其限制盐、糖摄入。

规律作息：强调睡眠、运动与饮食调理相结合，形成健康的生活习惯。

药食同源观点核心在于，以中医整体观和辨证论治为指导，将食物药用化、药物日常化，通过安全、可持续的饮食干预，实现慢性病的预防、控制与康复。它强调食疗需因人、因时、因地制宜，并与现代医学相结合，为慢性病管理提供了具有中医特色的解决方案。

王世民
国医大师
中国中医科学院学部委员

用"食养"把传统中医的精髓传播到老百姓中去

"食养"是我国传统中医的一部分,周朝宫廷医生就分为食医、疾医、疡医、兽医四科,食医为首,可见其地位之高。食药资源是食医的重要资源,具有非常重要的研究价值,而中医讲究的是整体观念,所以"食养"也不例外。中医之道,重在养生而不在治病。在日常生活中,我们要注重饮食养生的原则,食谱要广泛,并根据年龄、性别、体质和季节气候特点选择食物,定时定量,不挑食、不偏食,保持良好的饮食习惯和饮食结构,做到食养结合。

食养不应仅仅关注食物对某一疾病或症状的作用,而应从人体整体出发,考虑食物对人体精、气、神等多方面的综合影响,以及与季节、环境等因素的关系。例如,在立春时节,根据马王堆医学中精、气、神的理论,强调通过食用特定食物来滋养精血、畅达气机、调神养生,以实现整体的健康平衡。

"食养"还要主张辨证施食,即根据不同人的体质、年龄、性别、地域等因素,制定个性化的食养方案。不同体质的人对食物的适应性和需求不同,如阳虚体质的人可适当多吃一些温热性食物,而阴虚体质的人则宜多食用滋阴清热的食物。

我们还要结合现代社会的发展和进步，倡导用"中医+"的思维与多学科融合。比如，在食养领域，将中医食养理论与现代营养学、生物学、食品科学等多学科进行融合，通过饮食调理预防疾病，将食疗作为重要干预手段，结合体质辨识制定个性化膳食方案。借助现代科学技术和方法，深入研究食物的营养成分、功效机制等，为中医食养提供更科学的依据，同时也能更好地推动食养理论和实践的发展。用"中医+"的思维促进产业发展，建议以中医食养为核心，结合农业、食品加工、旅游等产业，打造食养产业链，开发具有中医特色的食养产品，如药食同源保健食品、养生饮品等，还可发展食养旅游、食养文化体验等项目，促进中医食养的产业化、规模化发展。同时，从文化传承角度，挖掘和传承传统食养文化。中国有着悠久的食养历史和丰富的食养经验，应深入研究古代典籍、民间传统等中的食养智慧，将其进行整理、归纳和创新，使其更好地服务于现代人们的健康需求。

"食养"既是一种文化，更是一种服务老百姓健康的日常饮食方式，所以加强食养文化的传播和普及显得尤为重要。通过开展科普活动、学术讲座、媒体宣传等多种形式，提高公众对食养的认知和重视程度，让更多的人了解和运用食养方法，真正提升全民健康素养。

何清湖

全国政协委员

湖南中医药大学教授

湖南医药学院院长

"合则安"原则下的食养思想

"合则安"的养生总则,应用在饮食养生方面,有"八合"指导原则,即合时令、合方域、合年龄、合性别、合身心、合习惯、合病势及合营养。这是一个天人合一,顺时令、顺环境、顺身心、顺社会的和谐体系,比如饮食要根据季节变化选择食材,冬季可适当吃羊肉等温热食物以补肾阳,夏季多吃绿豆等清热食物以解暑热;不同地域的人饮食也有所不同,如北方人多吃面食,南方人多吃米饭等。

关于养生,应该遵循中医理论与现代饮食习惯相结合。"食养药养与术养,万法归宗合则安",即饮食养生应与药养、术养(如运动、按摩等)相结合,形成全面的养生体系,具体介绍如下。

1. 食养:饮食为基,调和阴阳

饮食为本:"饮食是养生之本,饮食如用药,需辨寒热虚实;家常便饭中,自有养生大道。"日常饮食需遵循"五谷为养,五果为助,五畜为益,五菜为充"的《黄帝内经》原则,注重食材的天然性、季节性和地域性。

因人因时因地:根据个人体质(如寒热虚实)、季节变化(如春夏养阳、秋冬养阴)和地域环境(如南方湿热、北方干燥)调整饮食结构,避免"一刀切"的食疗方案。

忌过食偏嗜：反对暴饮暴食或过度依赖单一食材（如长期大量食用寒凉或辛辣食物），提倡"七分饱"和饮食多样化。

2. 药养：以药辅食，辨证施治

药食同源：应通过药膳或药茶等方式，将中药与食物结合（如黄芪炖鸡、枸杞菊花茶等），既满足营养需求，又调理体质。

药补不如食补，食补不如神补。若需用药，必如用兵，贵精不贵多，一定要辨证用药，强调"无病不用药，用药必辨证"，反对滥用补药（如人参、鹿茸等），需在中医师指导下根据体质和病症选择药物。

3. 术养：术法结合，动静相宜

导引与运动：提倡太极拳、八段锦等传统导引术，通过舒缓运动调和气血，强调"动以养形，静以养神"。导引之术，贵在坚持；形神共养，方得长生。

日常保健："一日六漱是良方，晨起、三餐与睡前，再加午间小睡后，刷牙漱口别嫌烦""善用双手自保健，自按自摩保安康，十指梳头防脱发，双掌摩腹六腑安"等，即注重口腔清洁，以及通过自我按摩如十指梳头、双掌摩腹等方式来保健。

情志调摄："养生第一要养心，心态平和万事安"，强调养心的重要性。人们要保持心态平和，对世间的名位、财色等要合法合理合情地对待，不过度贪求，要在追求中实现自身价值，为社会、为别人尽点心、尽点力、做点事，这样心态自会安定平和。

以上这些食养、药养、术养的方法，都要遵循"合则安"的总则，即要与自身的心理、生理需求相适合，与自然环境、社会环境相和谐，才能达到养生保健、益寿延年的目的。

孙光荣

国医大师、中国中医科学院学部委员

九种体质下的国人食养观

中国人的体质学说，将中国人的体质分为平和质、气虚质、阳虚质、阴虚质、气郁质、湿热质、痰湿质、血瘀质、特禀质九种。不同体质与慢性病的发生密切相关，如：痰湿质是代谢类疾病的"温床"，易导致"四高一胖"；气郁质容易出现乳腺增生等问题；阴虚质易患咳嗽、糖尿病、高血压等慢性病。这为药食同源解决慢性病提供了体质基础依据，即根据不同体质选择合适的药食同源食材进行调理。

"食养之道，在于顺体质而为，以食性之偏纠人体之偏，方能防病于未然。"结合中医九种体质理论，可以对食养食疗提出以下核心观点。

体质为本：食养前需通过《中医体质分类与判定》量表明确体质类型。

三辨结合：辨体（体质）、辨病（现代疾病）、辨证（中医证候）综合指导食疗。

纠偏复平：通过药食调整体质偏颇，如"痰湿质减肥需先化湿，而非盲目节食"。

治养并重：食疗需配合情绪管理、运动（如气郁质多户外活动）。

现代融合：结合肠道菌群、慢性炎症等研究，优化传统食养方案（如推荐益生元食物）。

结合九种体质学说，针对不同体质类型，建议制定个性化饮食方案，具体建议如下。

1. 平和质

特点：气血调和，体态匀称，适应力强。

食养原则：维持平衡，适当多样化。

推荐食材：五谷杂粮、新鲜果蔬（如小米、南瓜、苹果等）。

注意：避免偏食，忌过寒过热。

2. 气虚质

特点：易疲乏、气短、自汗，易感冒。

食养原则：补气健脾，忌耗气食物。

推荐食材：

补气类：黄芪、山药、莲子、粳米。

药膳：黄芪炖鸡、山药粥。

禁忌：少食生萝卜、空心菜等破气食物。

3. 阳虚质

特点：畏寒肢冷，喜热饮，易腹泻。

食养原则：温阳散寒，忌生冷寒凉。

推荐食材：

温阳类：生姜、羊肉、韭菜、核桃。

药膳：当归生姜羊肉汤、桂圆红枣茶。

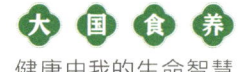

禁忌：避免冷饮、西瓜、螃蟹等寒性食物。

4. 阴虚质

特点：口干咽燥，手足心热，易失眠。
食养原则：滋阴润燥，忌辛辣燥热。
推荐食材：

滋阴类：银耳、百合、石斛、桑葚。
药膳：银耳莲子羹、麦冬玉竹汤。
禁忌：少食辣椒、花椒、油炸食品。

5. 痰湿质

特点：肥胖、多汗、黏腻，易患"三高"。
食养原则：化痰利湿，忌肥甘厚味。
推荐食材：

祛湿类：薏苡仁、冬瓜、荷叶、茯苓。
药膳：冬瓜薏米汤、荷叶粥。
禁忌：避免甜腻、油腻及高盐食物。

6. 湿热质

特点：面垢油光，口苦口臭，易生痤疮。
食养原则：清热利湿，忌湿热助火。
推荐食材：

清热类：绿豆、苦瓜、赤小豆、马齿苋。

药膳：绿豆百合汤、赤小豆鲫鱼汤。

禁忌：少食羊肉、榴莲、酒类等热性食物。

7. 血瘀质

特点：面色晦暗，易生瘀斑，痛经或血栓。

食养原则：活血化瘀，忌寒凝血滞。

推荐食材：

活血类：山楂、黑木耳、玫瑰花、红花。

药膳：山楂红糖水、三七炖瘦肉。

禁忌：避免冷饮、过度油腻。

8. 气郁质

特点：情绪抑郁，胸闷胁痛，易患乳腺或甲状腺疾病。

食养原则：疏肝解郁，忌压抑情绪。

推荐食材：

行气类：佛手、陈皮、玫瑰花、茉莉花。

药膳：玫瑰陈皮茶、佛手粥。

禁忌：少食胀气食物（如豆类）、少喝含咖啡因饮品。

9. 特禀质

特点：过敏体质，易患鼻炎、哮喘、荨麻疹。

食养原则：固表调免疫，忌发物。

推荐食材：

抗敏类：乌梅、红枣、山药、防风。

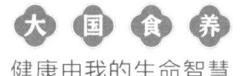

药膳:乌梅抗敏粥(乌梅+粳米+甘草)。

禁忌:避免海鲜、芒果、花粉等致敏食物。

王琦

国医大师

中国工程院院士

中国中医科学院学部委员

营养是疾病治疗的基础
营养在一线治疗有着明显优势

以营养为支点，可以撬动整个人类的健康！

目前，《临床营养学》已纳入国家统编教材，"临床营养"成为国民营养计划六大行动之一，可以说，营养是所有疾病治疗的基础。"营养为一线治疗"，一个营养不良的人是很容易生病的，因为没有正常的营养，就没有免疫力。营养是大家必须要重视的问题，肿瘤患者更要重视营养，身体需要营养来支持对各种肿瘤放疗、化疗等一系列治疗，应该要开创对肿瘤患者规范的营养治疗，要创造中国特色的肿瘤营养食品，真正把营养治疗作为肿瘤治疗的重要基础。

关于营养治疗有这样的明显优势：

（1）日常饮食之外的口服营养补充（ONS）显著降低了患者并发症的发生率，降低患者的死亡率，即提高了患者生存率。

（2）从费用上讲，口服营养补充（ONS）可以降低患者的住院治疗总费用。

一组来自荷兰的数据显示，通过对老年社区人群分为两组，一组进行口服营养补充，另一组无任何营养补充，两者对比，扣除口服营养补充的花费，营养补充组的整个医疗花费不但没有增加，反而减少了18.9%。所以，从健康人群、老年人群角度上验证了营养治疗是省钱的。

另一组来自美国菲利普顿的研究数据显示，有4000万名住院患者参与其中。通过研究发现，在患者年龄、性别、疾病严重程度等方面都保持一致的情况下，口服营养补充的这类患者，整个住院医疗费用比没有营养补充的这类患者减少了21.6%，口服营养补充是省钱的。

基于上述健康人群和住院患者两个数据，很容易得出一个结论：营养治疗不但不会增加医疗费用，而且可以节省患者住院医疗20%左右的花费。

所以，在医疗改革的过程中，不应该把营养治疗砍掉，恰恰相反，应该通过增加营养治疗来节省医疗费用。此项研究将为我国的医疗改革提供一个参考方向。

美国于20世纪80年代表示，营养治疗是治愈慢性病的最终解决方案。加拿大在2000年将"营养是一线治疗方案"方案列为国策。而时至今日，我国的营养治疗仍没有被纳入医疗收费系统，且营养制剂常常被列为医疗改革的对象，普遍认为它只是辅助药物，可以删除掉。

我国总人口占全世界的18.8%（不足五分之一），但是我国的肿瘤患者占全世界的21.6%（超过五分之一），而我国的肿瘤死亡人数占全世界肿瘤死亡的26.8%（超过四分之一），说明了我国肿瘤治疗高发病率、低生存率的现状。

众所周知，造成我国癌症患者五年生存率不足加拿大、美国等国家一半的原因有多个方面，包括癌症普查、早期诊断等，而其中一个重要的原因即营养治疗。美国住院肿瘤患者78%得到了有效的营养治疗，我国则只有29%，即有71%的患者在住院期间未得到有效营养治疗，而在得到营养治疗的29%的患者中，有一半以上是不规范的。所以，轻视营养治疗是我国肿瘤患者整体五年生存率低的一个非常重要的原因。

如果我国肿瘤患者在住院期间能够得到有效的营养治疗，至少可以将我国肿瘤患者五年生存率提高5个百分点以上。

那么，加强对营养治疗的重视就显得十分重要，具体建议如下。

附录
建言献策 专家学者的时代展望

1. 科学普及

肿瘤患者存在营养不良的现象很多,归类可分为肿瘤本身的高代谢消耗、肿瘤治疗过程中的不良反应没有得到及时处理或处理得不好、患者对营养认知存在误区,因此破除营养误区对患者至关重要。

(1)更新观念。营养是治疗,它不是支持,不是辅助。

(2)纠正错误观念。如忌口、饿死肿瘤、偏饮偏食等大众误区,没有任何证据表明营养治疗促进了肿瘤的生长。相反,营养治疗可以有效地抑制肿瘤的生长。

(3)直面热点问题,有统一的官方声音。比如,网络上炒作"红肉致癌",还有媒体说"牛奶致癌",不能是"A专家说致癌、B专家说不致癌、C专家说不知道、D专家说可能吧",对于这些问题,应该有一个官方的、统一的答案告知广大民众。

2. 学科建设

(1)统一名词。如"体重"已经叫了很多年了,现在冒出来个"体质量";叫了很多年的"体质指数",现在又叫"体重指数和体质量指数"。如果一个人每天换名字的话就不知道他是谁,所以名词应该统一、规范。

(2)重视基础数据的收集。如握力、步数、围度、人体成分分析等数据,目前我国并没有自己的数据,引用的还是西方国家的数据,但西方人和中国人是存在差异性的。

(3)规范行为。诊断上遵循三级诊断:一级诊断,营养筛查;二级诊断,营养评估;三级诊断,综合评价。治疗上遵循五阶梯原则:第一阶梯,营养教育;第二阶梯,口服营养补充;第三阶梯,全肠内营养;第四阶梯,肠内营养加上补充性肠外营养;第五阶梯,全肠外营养。

(4)简化目前临床营养评价方法。如评价"食欲",光靠患者口述很难得

出具体结果，如果"0"代表完全无食欲，"10"则代表食欲最好，让患者来打分，结果就比较清晰。

3. 人才培养

（1）学校教育。目前，临床营养工作人员来源于公共卫生学院和食品学院、医学院毕业的人，但没有任何一所院校开设有临床营养医学的专业，在这一点上我们落后于美国。

（2）继续教育。临床营养工作人员应该多形式、多维度地参加继续教育，并且要有规范的教材及参加考核。

4. 医疗管理

（1）充分认识营养的治疗作用。从国家层面认识到营养是治疗，是和手术、放疗、化疗一样的另一种疗法，是基础治疗方法。

（2）推动无饿医院的建设。"无饿"即消灭医院的营养不良，患者一般都会存在营养不良的现象，通过无饿医院的建设更好地找出原因，保障患者治疗及减少并发症发生。

（3）推动规范化病房的建设。有条件的医院应为临床营养科设立规范化病房。

（4）降低特医食品和肠内营养剂的准入门槛，纳入医院收费系统。

5. 商业发展

在此呼吁建立整体营养治疗体系，要从时间、空间、内涵、外延四个维度来扩展营养治疗体系。

（1）从时间来讲，过去的营养治疗只关注住院期间，患者在居家期间、疗养期间的营养得不到科学的意见与补充。现在，提倡建立3H终身营养治疗概念，覆盖住院、出院、疗养等过程。

（2）从空间来讲，呼吁建立一个HCH模式，即医院—社区—家庭这种分级医疗体制，且营养治疗重点应该放在社区、家庭中。

（3）从内涵方面来讲，传统的营养治疗只关注患者体重，关注生理的变化，这是远远不够的。营养不良是多方面的，还包含心理、行为等方面。营养治疗应该建立PPSS，即生理—心理—社会—理性，全营养治疗概念。

（4）从外延方面来讲，传统的营养治疗只关注疾病治疗，但现在呼吁营养治疗应该向疾病的三级预防拓展，即：一级预防，疾病的预防；二级预防，疾病的治疗；三级预防，疾病的康复。

石汉平

国家重点研发计划项目首席科学家

首都医科大学附属北京世纪坛医院临床营养科主任医师